AF467649

72

DU
SEVRAGE

PAR

Le Docteur Jules BAUZON

PARIS

V. A. DELAHAYE ET Cᵉ, LIBRAIRES-ÉDITEURS,

PLACE DE L'ÉCOLE-DE-MÉDECINE.

1877

Tc 31
226

DU SEVRAGE

Tc 31
226

DU

SEVRAGE

BIBLIOTHÈQUE NATIONALE R.F. IMPRIMÉS

PAR

Le Docteur Jules BAUZON,

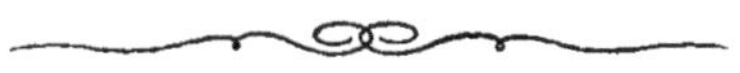

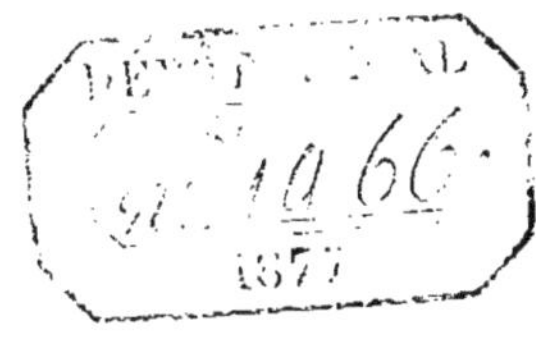

PARIS

V. A. DELAHAYE ET Ce, LIBRAIRES-ÉDITEURS,

PLACE DE L'ÉCOLE-DE-MÉDECINE.

1877

AVANT-PROPOS

> La mortalité des enfants du premier âge en France est une honte pour notre temps. C'est une menace et un danger pour l'avenir de notre pays.
>
> (BOUDET, Acad. de médecine.)

En France, le mouvement de la population ne suit point la marche progressive que l'on constate dans les pays qui nous entourent. Les statistiques établissent que, dans l'état actuel, il faudra 170 ans pour doubler le chiffre des habitants de la France, tandis que pour atteindre le même résultat 42 ans suffiront à la Prusse, 52 à l'Angleterre et 66 à la Russie. Cette différence tient surtout au nombre moins considérable des naissances, nous ne pouvons malheureusement que le constater (1).

Mais il existe une autre cause qui, moins importante peut-être, a cependant sa valeur. Nous pouvons et nous devons chercher à l'atténuer : cette cause c'est la mortalité du premier âge. Un tiers environ des enfants meurt avant d'avoir atteint l'âge de deux ans. Ainsi en France, cent mille nourrissons succombent chaque année.

Les tables de statistiques nous montrent que le nombre des décès, présentant un premier maximum dans les huit premiers jours de la naissance, se maintient assez élevé le premier mois, diminue graduellement les mois sui-

(1) D'après le recensement de 1876, il y a eu à Paris 40,000 naissances, au lieu de 54,000, chiffre moyen. Le nombre de décès s'est élevé à 42,000, non compris les décès d'un grand nombre d'enfants morts en province, et cependant depuis le dernier recensement, 1872, la population de la capitale a augmenté de 134,000 habitants !

vants, pour atteindre un nouveau maximum vers les onzième, douzième et treizième mois.

Le premier maximum doit être attribué au nouveau genre d'existence et à la faiblesse congénitale. Au second, on donne souvent pour cause la première dentition, sans remarquer suffisamment que les accidents qui surviennent à cette époque sont surtout occasionnés par le changement brusque d'alimentation ; changement fait en dehors des notions les plus élémentaires de l'hygiène du premier âge et en vertu de préjugés de toutes sortes.

Jusqu'à ces dernières années, la question du sevrage n'a été étudiée qu'incidemment, soit à propos de l'allaitement, soit dans les traités d'accouchement et des maladies des enfants.

En 1875, la Société protectrice de l'enfance de Paris a cru devoir mettre au concours cette question. Six candidats seulement ont présenté des mémoires, deux ont été imprimés, nous les avons lus avec intérêt. Le sevrage ne nous a pas paru envisagé sous toutes ses faces et d'ailleurs nous pensons nous placer à un point de vue un peu différent. Nous avons mis à contribution les ouvrages français et étrangers et notamment tout ce qui a été publié en Italie sur ce sujet.

Cette étude nous a présenté un attrait tout particulier; les questions qui touchent à la santé et à la vie des enfants nous intéressent vivement, nous avons puisé cet amour du premier âge pendant notre séjour à l'hôpital de la rue de Sèvres, dans le service de notre excellent maître le Dr Archambault ; qu'il nous soit permis de le remercier publiquement pour les bons principes qu'il nous a donnés et pour l'affection qu'il n'a cessé de nous témoigner.

DU SEVRAGE

DE L'ÉPOQUE DU SEVRAGE

Sevrer veut dire cesser l'allaitement. Ce mot tire son étymologie du provençal *sebrar*, qui lui-même dérive du latin *separare*.

Dans le langage populaire, on désigne sous le nom de sevrage un changement complet apporté dans le régime alimentaire de l'enfant : sevrer, c'est alors retirer le sein de la nourrice ou même le biberon pour faire partager à l'enfant le repas de la famille. Mais, comme l'a si bien dit Alp. Leroy : « le sevrage ne doit être que la cessation d'un des aliments de l'enfant, et non le changement subit de sa manière d'être nourri. »

Nous acceptons cette dernière définition et nous précisons en disant : Le sevrage ne sera que la privation du lait de la nourrice, mais de même que nous n'aurons pas attendu le dernier jour pour donner à l'enfant d'autres aliments, de même pendant quelques mois encore, le régime lacté restera la base de son alimentation.

Ainsi envisagé, le sevrage commencera le jour où pour la première fois nous donnerons au nourrisson un autre repas que celui puisé au sein de la nourrice ; et le jour où il prendra le sein pour la dernière fois, ne marquera plus une époque de transition brusque et critique, nous aurons évité de nombreux et graves accidents.

En nous plaçant à ce point de vue, nous aurions pu donner à cette étude le titre : de l'allaitement mixte. Cependant, comme nous nous proposons de publier prochainement sur cette question un travail spécial et comme nous ne voulons examiner que les rapports de l'alimentation chez les jeunes enfants avec la physiologie et la médecine, nous avons cru devoir intituler notre thèse : *Du sevrage*.

Nous passerons rapidement en revue les opinions émises par les divers auteurs sur le sevrage ; nous nous étendrons de préférence sur les phénomènes physiologiques et chimiques nous indiquant les changements que doit subir avec le développement de l'organisme, le régime alimentaire de nos jeunes enfants.

Nous étudierons les causes d'alimentation prématurée, ainsi que les maladies qui en résultent.

Nous terminerons en exposant nos vues sur les bonnes conditions du sevrage et en les complétant par quelques notions sur l'hygiène du premier âge.

L'allaitement maternel était autrefois considéré comme un honneur et un devoir, la mère était fière et heureuse de nourrir ses enfants ; nous avions des générations fortes. Ce n'est qu'à partir du commencement de notre siècle que ce devoir est devenu pénible et gênant : on a eu recours aux nourrices mercenaires, à l'allaitement artificiel ou enfin à l'allaitement prématuré. Ce qui aux siècles passés n'était qu'une exception est devenu règle;

comme conséquence immédiate nous avons l'augmentation de la mortalité du jeune âge et comme conséquence plus éloignée, sinon absolue, au moins relative, l'abaissement de la taille et la diminution du nombre des hommes aptes au service militaire. Revenons aux sages principes de nos ancêtres. Que nous serviraient les brillantes conquêtes de la science si la déchéance de notre race nous rendait incapables de résister à cette lutte incessante qui s'appelle la vie, pour les peuples comme pour les individus! A toutes les époques de l'histoire humaine les médecins se sont élevés contre les violations des lois de l'hygiène, malheureusement notre voix n'a pas toujours été entendue ; puissions-nous aujourd'hui faire écouter avec plus de succès nos conseils basés sur l'expérience et la raison!

Les Grecs et les Romains qui nous étaient supérieurs sous le rapport de l'éducation physique, nourrissaient à la mamelle leurs enfants jusqu'à l'âge de vingt-quatre ou vingt-six mois. Vers la fin de la République, lorsque la corruption eut pénétré dans les mœurs, Tacite raconte que les nobles matrones ne voulant plus élever elles-mêmes leurs enfants leur donnèrent jusqu'à trois nourrices : c'était certainement un abus, qui montre au moins en quel estime, ces peuples tenaient l'allaitement comme nourriture du jeune âge.

En France, il était d'usage de ne sevrer l'enfant qu'à l'âge de deux ans. Van Swieten, dans ses commentaires de Boerhaave dit: « Les médecins ont conseillé de sevrer après le milieu ou plus tôt et mieux, après la fin de la seconde année. » « La nature, dit Baumès, enprenant environ deux ans pour opérer l'éruption totale des dents de lait, semble avoir voulu poser elle-même le terme de l'allaitement. »

Gardien, dans son traité d'accouchement et des maladies de l'enfance, subordonne l'époque du sevrage à l'état de santé et de force de l'enfant : « Les enfants robustes et vigoureux, dit-il, ne doivent pas être sevrés avant la fin de la première année..... plus l'enfant est faible plus on doit différer le sevrage. »

Desormaux s'exprime ainsi : « L'époque naturelle du sevrage pour l'homme est celle où sa première dentition est achevée. »

P. Dubois pense que l'on peut séparer l'enfant de sa nourrice vers le 14e ou 15e mois.

Pour Trousseau : « Le sevrage ne doit être effectué que quand l'enfant aura passé l'époque où les accidents graves de la dentition peuvent survenir, » c'est-à-dire après l'apparition des canines et alors l'enfant aura 18 ou 20 mois. M. Bouchut indique la même époque.

En Italie on suit les mêmes indications; ainsi le Dr Isacco Gallico dans son Traité d'hygiène de la première enfance s'exprime ainsi :

« Lo slattamento non si deve effetuare, se non quando il bambino ha dodici o diciotto mesi, o meglio quando i denti siano spuntati e specialmente i canini; cosi allora si trova ad aver sedici denti caduchi, la cui evoluzione e penosissima, e non gli restono da spuntare che i quattro ultimi molari, che sogliono erumpere con una certa facilita e senza gravi disturbi » (1).

(1) Firenze 1867.

En Angleterre, en Allemagne et en Russie, la mère allaite généralement elle-même son enfant, le sevrage n'a lieu que vers 15 ou 16 mois.

En Norvège, d'après le professeur Broch de Christiania (1), toutes les mères nourrissent leurs enfants, elles ne les sèvrent que vers deux ans ; aussi la mortalité ne serait, jusqu'à cet âge, que de 10 p. 100.

M. Blot, dans son rapport à l'Académie de médecine (1869), donne des règles qui résument toutes les opinions que nous venons de rapporter. « On peut dire, d'une manière générale, que le sevrage de l'enfant ne doit jamais avoir lieu avant la fin de la première année ou au moins avant la sortie des six premières dents. »

Les auteurs sont unanimes pour faire coïncider le sevrage avec une époque plus ou moins avancée de la dentition. — Nous ne nous contenterons pas, en effet, de démontrer que l'état de la dentition est une indication précieuse pour nous guider dans la direction du régime alimentaire de l'enfant; nous étudierons avec soin l'état du tube digestif et de ses annexes. Nous espérons pouvoir établir scientifiquement les règles du sevrage et montrer les inconvénients d'une alimentation prématurée. Mais auparavant nous demandons à discuter une théorie émise récemment. Elle nous paraît présenter de graves dangers, du moins dans les conclusions pratiques que l'on a voulu en déduire.

M. Magne, dans un Mémoire sur l'allaitement et le sevrage des enfants et des jeunes animaux, mé-

(1) Congrès scientifique de Belgique 1874.

moire lu à l'Académie de médecine le 3 octobre 1876, a émis des idées toutes nouvelles sur le régime alimentaire des nourrissons. L'ancien directeur de l'école d'Alfort s'appuie sur la chimie, sur la physiologie et principalement sur la zootechnie pour démontrer que l'alimentation, pendant la première année, telle qu'elle a lieu généralement, soit par l'allaitement maternel, soit par l'allaitement mixte, ne répond pas aux besoins de l'enfant, et qu'un régime plus substantiel, plus azoté nous donnerait peut-être une mortalité moins grande et assurément des élèves plus beaux et plus forts. Les théories de l'illustre académicien ont soulevé de nombreuses protestations ; MM. Bouley, J. Guérin, Depaul, Devilliers, Hervieux, Blot, Devergie, ont successivement pris la parole pour les combattre. Je vais résumer le mémoire de M. Magne et donner les objections qui se sont produites.

« Il n'y a pas, dit le célèbre vétérinaire, une différence bien grande entre les animaux qui tettent et les enfants à la mamelle. Or, la différence dans le mode d'élevage est considérable.... » La mortalité si grande des nourrissons, attribuée généralement à l'alimentation artificielle, ne serait-elle pas due plutôt à la mauvaise alimentation donnée jusqu'à ce jour ?

Ces idées ont été suggérées à M. Magne par cette phrase d'un mémoire déposé à l'Académie : « Pendant la première année, la seule nourriture de l'enfant doit être le lait, celui de la mère surtout qui est préférable, ou à son défaut celui d'une nourrice; à la fin de la première année on peut donner des potages légers faits avec le lait et le pain blanc, du riz, des fécules pour l'habituer peu à peu au sevrage. » M. Magne se demande, avec raison, s'il n'est pas sans inconvénient d'attendre la fin de la première année pour donner à l'enfant d'autres aliments que le lait de femme. Mais il s'attaque surtout, et à tort, à la seconde partie qu'il trouve tout à fait insuffisante. Le lait et les œufs, dit-il, doivent être pour nous les types de l'aliment du jeune. Ces substances renferment des principes azotés, caséine, albumine, des matières grasses plus ou moins abondantes, enfin du sucre et des sels; ce sont des aliments complets. Or, nous ne trouvons que des traces de ces principes dans les substances amylacées, le pain même en contient fort peu, car « le pain blanc n'est pas du froment; il renferme 40 p. 100 d'eau; diminuez de 40 p. 100 la quantité de pain que l'on donne aux enfants, il vous en restera une quantité insignifiante. » M. Magne pousse son argument plus loin; le lait même qui lui a servi d'aliment typique est pris à parti. « Le lait, dit-il, est formée de 88 p. 100 d'eau, je suppose que c'est du lait de vache, ôtez, de la quantité qu'on emploie, 88 p. 100, que restera-t-il? » Avec une telle alimentation nous remplissons l'estomac d'aliments peu riches en principes nutritifs. Puis citant les expériences de Magendie sur la gélatine, « il n'y a pas une grande différence entre les chiens qui meurent de faim, tout en ayant l'estomac rempli de certaines matières alimentaires, et les enfants morts d'inanition, d'après quelques médecins, quoique ayant des aliments, du lait dans les organes digestifs. »

Le célèbre vétérinaire expose avec complaisance les changements considérables apportés dans l'élevage des animaux domestiques ; « au siècle dernier, dit-il, on faisait téter les poulains seize ou dix-huit mois. Aujourd'hui on les sévre à quatre ou cinq mois ; la diminution de la durée de l'allaitement et la distribution d'aliments plus substantiels que le lait ont été favorables au perfectionnement de l'espèce. » Il est vraisemblable que nous obtiendrions les mêmes résultats sur les enfants, si nous mettions en pratique les mêmes principes. « Mais les mères de famille raisonnent comme les producteurs de chevaux des siècles derniers, elles craignent d'irriter les organes digestifs de leurs enfants, non encore habitués, disent-elles, aux aliments solides.

M. Magne propose alors le régime qu'il croit convenable dès l'âge de six ou huit mois. « La viande est trop systématiquement exclue de la nourriture des enfants. L'homme est omnivore pendant son enfance, comme lorsqu'il est parvenu à l'âge adulte ; mais il faut trouver la bonne manière de la faire prendre aux nourrissons. Faut-il leur donner de la viande crue, de la viande cuite, de la viande hachée? Ce qui est certain, c'est que l'extrait et le jus de la viande ne peuvent pas remplacer la viande pour les enfants bien portants, à l'âge où se fait l'ossification, la formation des dents. » Et plus loin : « Nous avons pour les enfants les œufs crus, les œufs cuits hachés, la viande, le pain, les farines des graines oléagineuses, fort différentes les unes des autres par leur composition chimique et par leurs propriétés hygiéniques ; elles fourniraient le moyen de répondre à tous les besoins, de remplir toutes les indications. »

Toutefois, l'auteur du mémoire termine en faisant une restriction de son système pour les enfants chétifs, il pense également que le retard de la dentition chez l'homme ne doit pas seulement être expliqué par sa plus grande longévité, mais que souvent elle serait due à la mauvaise alimentation.

M. Bouley a soulevé une première objection, elle nous paraît fondamentale. « On ne saurait, dit-il, assimiler les herbivores aux carnivores. Or, M. Magne a pris ses exemples parmi les premiers. Les herbivores sont bien plus précoces que les carnivores ; dès qu'ils sont sortis du ventre de leur mère, ils ont la faculté de voir et de marcher, et déjà ils peuvent la suivre dans les pâturages; leurs aptitudes digestives sont plus développées et justifient à leur égard la pratique de l'élevage. »

Si nous nous adressions aux carnivores nous en tirerions des indications bien différentes : prenons le chien. Lorsque l'on n'intervient pas pour séparer le petit chien de sa mère, le sevrage se fait naturellement vers deux mois et demi, car alors les mâchoires sont armées d'incisives piquantes, elles irritent les mamelles de la mère qui repousse ses petits, même à coup de dents. M. Magne a bien objecté que l'on pouvait élever artificiellement les chiens, et certes, le biberon réussit quelquefois même chez l'homme. Nous avons souvent remarqué qu'à la ville, je parle des petites villes de province, il est difficile d'élever les jeunes chiens ; ils prennent une nourriture trop riche, la viande crue, les sangs des abattoirs..... Vers l'âge de quatre ou cinq mois, on les voit succomber à une maladie du tube digestif. A la campagne, au contraire, où le laitage est abondant, il est facile de les élever. Rappelons enfin accessoirement, nous promettant d'y revenir, les expériences de M. Jules Guérin ; elles prouvent qu'un régime azoté exclusif produit rapidement le rachitisme chez les jeunes chiens.

Si nous voulons suivre la nature, en prenant des exemples chez les carnivores, nous reculerons le moment dedonner des aliments solides ; car nous venons de montrer que le régime lacté est celui qui convient le mieux au chien. D'ailleurs, si chaque période de l'existence doit être proportionnée à la durée de la vie : celle du chien étant en moyenne de 10 à 12 ans, si la période naturelle de lactation dure deux mois et demi, ce temps représente environ un cinquantième de la vie du chien : ce qui, rapporté à la durée de la vie humaine, n'est point disproportionné.

M. Magne reconnaît que l'allaitement artificiel donne des résultats effrayants, une mortalité de près de 50 pour 100 ; « mais ne serait-ce point, dit-il, parce qu'il est mal entendu ? Les fécules, les bouillies ne sont point des aliments complets. » Nous le reconnaissons volontiers, mais c'est moins pour nourrir l'enfant que pour l'habituer à une nourriture plus solide que nous les donnons. Pour nous le lait, qu'il soit fourni par la mère ou par les animaux, doit former la base de l'alimentation de l'enfant ; nous sommes loin de regarder ce produit comme un aliment de peu de valeur, et de fait, établissons quelques chiffres. Nous espérons prouver qu'avec le régime lacté exclusif, l'enfant prend proportionnellement une nourriture beaucoup plus riche que la nôtre.

M. Bouchaud (1) par des pesées exactes est parvenu à déterminer les quantités de lait nécessaires non-seulement pour maintenir l'équilibre du poids du corps, mais même pour suffire au besoin de croissance (ces quantités sont moins considérables que celles indiquées autrefois par Natalis Guillot.) A partir du sixième ou septième mois 8 ou 900 grammes de lait suffisent à tous les besoins de l'enfant, la mère peut facilement fournir cette quantité; si pour une raison quelconque la sécrétion lactée de la mère avait diminué, il n'y aurait aucun inconvénient à la compléter par du lait de vache. Que représente en principes solides cette quantité de lait?

Si nous prenons la moyenne des nombreuses analyses qui ont été faites, nous trouvons la composition suivante :

	Lait de femme (100 parties)	Lait de vache (100 parties)
Beurre	4 50	3 50
Caséine	1 90	3 60
Lacto-protéine	0 27	0 32
Lactose	4 80	5 50
Sels	0 44	0 37
Eau	88 09	86 71
Total	100	100

La différence entre les deux laits est peu sensible, si nous considérons le lait de femme, l'enfant, en recevant 900 grammes, aura pris 107 gr. 19 de matières solides desséchées, ainsi réparties : Beurre 40 gr. 5, caséine

(1) De la mort par inanition, (Paris, 1867).

BIBLIOTHÈQUE NATIONALE R.F. IMPRIMÉS

17 gr. 1; lacto-protéine 2 gr. 43; lactose 43 gr. 2; sels 3 gr. 96. Or le poids de l'enfant étant environ 20 fois moindre que celui de l'adulte, si nous admettons que la nourriture doit être proportionnelle à la masse, nous arrivons au résultat suivant. Pour avoir un régime aussi substantiel que l'enfant nous devrions prendre par jour 2143 gr. de matières solides desséchées, ainsi réparties : 210 gr. de matières grasses, 390 gr. de matières azotées, 864 g. 05 de matières sucrées et 79 gr, de principes salins : ces chiffres sont loin de ceux indiqués par tous les hygiénistes comme ration d'entretien. Il est vrai que l'enfant a des besoins plus grands que l'adulte, il me semble toutefois qu'en présence de ces chiffres, on peut conclure que le lait, jusqu'à un certain âge, est un aliment suffisant. Nous déterminerons plus loin cet âge.

Si le chien, dans les expériences de Magendie, meurt de faim l'estomac rempli de gélatine, il n'en est pas de même de l'enfant qui ne mourra jamais d'inanition, s'il a du bon lait à sa disposition. Cependant s'il arrive qu'à un moment donné il ne digère plus les aliments lactés, c'est que le pouvoir digestif de l'estomac aura été détruit par l'ingestion de quelques substances autres que le lait. Nous ne discuterons pas les résultats obtenus chez les animaux par l'usage prématuré d'une nourriture substantielle. Cependant nous ferons remarquer qu'en admettant l'âge de 4 mois comme époque du sevrage des jeunes poulains (ce qui est loin d'être admis par tous les vétérinaires) (1) le temps de l'allaitement rapporté à la durée totale de l'existence de l'animal représente environ 1/60.

(1) Notre ami, M. Camille Marcelin, vétérinaire, inspecteur principal

De plus, de l'avis même de M. Magne, le régime qu'il donne aux herbivores s'éloigne moins du régime lacté que le régime qu'il propose pour les enfants. « Les cultivateurs, dit-il, donnent aux jeunes animaux une nourriture qui représente à peu près la composition du lait, mais qui est préférable à ce dernier, parce qu'elle est infiniment moins aqueuse et plus substantielle. » Tandis que la viande dans sa composition diffère notament du lait, aussi le changement de régime, beaucoup plus brusque pour l'enfant, occasionne des désordres considérables.

Nous ferons une dernière objection au régime alimentaire de M. Magne : cette objection nous ne l'avons trouvée exprimée nulle part et cependant, elle nous semble avoir sa valeur; elle repose sur le temps nécessaire à la digestion des divers aliments.

Les expériences ont été faites sur l'homme, nous ne pensons pas aller contre la logique en concluant de l'homme au petit enfant, car le suc gastrique de l'enfant, surtout pour les substances albuminoïdes, ne nous paraît pas doué d'un pouvoir plus considérable que celui de l'adulte.

Or Montègre et Gosse de Genève ont utilisé la possibilité qu'ils avaient de vomir à volonté ; Cornax. Covillard et surtout Beaumont qui, pendant huit ans, eut à son service un canadien pourvu d'une fistule gastrique, ont étudié le temps nécessaire à la digestion des différentes substances alimentaires. Ils ont établi des classifications

au marché de la Villette, a bien voulu nous fournir à ce sujet de précieux renseignements, nous ne saurions trop l'en remercier.

qui varient peu. Ainsi ils ont constaté que le lait demandait une heure pour être digéré; que la chair de porc, le sang cuit, les jaunes d'œufs durcis, les pâtisseries demandaient de 4 à 6 heures; que la viande de boucherie, celle de veau exceptée, n'était digérée qu'après trois heures au moins. Ces résultats nous suffisent pour conclure que nous ne saurions sans inconvénient occuper l'estomac des enfants pendant des heures entières, pour leur faire digérer une minime quantité de viande. En outre pour fournir aux besoins incessants de l'enfant, l'estomac devrait être sans cesse en travail et ne jamais se reposer; une digestion ne serait pas terminée qu'il faudrait en recommencer une autre. L'enfant ne trouverait certainement pas dans cet aliment plus substantiel mais, indigeste, l'équivalent du régime dont on l'aurait privé. Nous pourrions également faire intervenir d'autres considérations tirées de la composition de l'aliment; mais il nous semble que cette discussion nous a entraîné un peu loin et puisque la zootechnie n'a pu nous donner d'indications précises, nous allons les rechercher dans l'étude anatomique et physiologique des organes de la digestion.

L'appareil digestif consiste en un long tube élastique, contractile, secrétoire dont les parois ont une structure complexe et dont la cavité comprend trois portions, se faisant suite : La première partie vestibulaire la bouche, le pharynx et l'œsophage; la deuxième médiane, élargie en manière de réservoir, l'estomac; la troisième plus ou moins rétrécie et fort étendue : l'intestin grêle et le gros intestin. A chacune des portions de ce tube sont annexés des organes de sécrétion qui versent des produits spéciaux : salive, mucus, suc gastrique, bile, suc pancréatique et suc intestinal.

Les organes les plus essentiels à la digestion sont logés dans l'abdomen ; aussi, pour se rendre compte du grand développement qu'ils présentent dans la première enfance et de la prédominance de leurs actes au début de la vie, il suffirait de remarquer combien, relativement au reste du corps, le volume de l'abdomen l'emporte à cet âge sur les dimensions de cette même cavité dans l'âge adulte. L'espace qui sépare le sternum du pubis est chez le nouveau-né environ le tiers de la longueur totale du corps A un an nous nous sommes assurés qu'il était d'environ les deux septièmes ; à 2 ans environ, un quart ; tandis que chez l'homme il en comprend à peine le cinquième. Il est presque aussi étendu (30 centimètres environ) chez l'enfant dont la taille mesure 1 mètre que chez l'adulte dépassant 1 m. 60 de hauteur (1).

La digestion chez l'enfant remplit la fonction la plus importante, on pourrait dire l'unique. « Infans totus in stomacho ». A la naissance et pendant de longs mois encore, l'enfant n'a qu'un instinct : la faim. Nous voudrions pouvoir étudier en détail l'appareil digestif ; les limites que nous nous sommes imposées ne nous le permettent pas Nous ne ferons que signaler ce qui est tout à fait spécial à l'enfant et souvent malheureusement nous aurons des desiderata à formuler.

Si nous examinons la première portion du tube digestif : bouche, pharynx, œsophage, nous voyons l'inté-

(1) Alix. Physiologie de la première enfance (Paris 1867).

rieur de la bouche tapissé par une membrane muqueuse d'un rouge intense peu après la naissance. Bientôt, elle devient rosée, si l'on excepte la moitié postérieure de la voûte palatine où elle est d'un blanc lisse et où le tissu fibreux qui la double en ce point lui donne un aspect cartilagineux. Toute cette muqueuse est remarquable, dès le jeune âge, par la grande richesse de son réseau vasculaire, par la présence d'un grand nombre de filets nerveux et de nembreuses petites papilles coniques et filiformes. Jusqu'à deux ou trois mois, les glandules salivaires sont à peine développées et n'entrent en fonction qu'à cette époque ainsi que les glandes parotides, sublinguales et maxillaires.

La tunique moyenne du pharynx renferme des glandules acineuses et folliculeuses, simples ou composées.

L'œsophage offre une tunique muqueuse moins vasculaire ; elle est plissée dans le sens longitudinal; on y trouve des glandes en grappe et des papilles coniques.

Le développement tardif et incomplet des organes de la sécrétion, l'évolution des premières dents, sont chez l'enfant les deux phénomènes qui caractérisent nettement cette portion du tube digestif.

Nous considérerons la sécrétion des glandes quand nous étudierons la physiologie de la digestion. Nous allons rappeler rapidement le mode d'évolution des premières dents.

Au début de la vie, l'articulation temporo-maxillaire n'est pas disposée pour permettre d'énergiques mouvements, et le rebord alvéolaire n'est pas susceptible de supporter un effort considérable.

En outre, l'absence de dents rapproche la voûte palatine de la langue et rend ainsi les lèvres proportionnellement plus longues, ce qui leur permet de s'adapter à la succion. Peu à peu l'articulation se développe, les bords alvéolaires prennent de la consistance, durcissent, s'enflamment, et l'on voit apparaître les premières dents. Elles sortent par groupe, ainsi que l'a dit Hippocrate : « Dentes in infantibus catervatim erumpunt. » On a, sur de nombreuses moyennes, établi l'époque de la sortie des cinq groupes dentaires, ainsi que la durée des intervalles qui les séparent. Rappelons que ces époques n'ont rien d'absolu et qu'elles présentent de nombreuses différences qui tiennent à des causes multiples. Les auteurs se sont plu à rappeler les exceptions, depuis Louis XIV et Mirabeau, qui sont venus au monde avec des dents, jusqu'au nègre cité par Guichez, qui à douze ans n'en avait pas encore, et la femme de Borelli, qui vécut jusqu'à soixante ans sans avoir vu apparaître les siennes. Toutefois, d'une manière générale, on peut établir les règles suivantes :

Le premier groupe, qui comprend les deux incisives médianes inférieures, sort vers six mois et demi en dix ou quinze jours. La nature se repose ensuite pendant deux mois.

Le second groupe renferme les quatre incisives supérieures; les médianes sortent vers le dixième ou onzième mois; les quatre incisives mettent un mois à faire leur évolution. Ainsi, vers onze mois, l'enfant a six dents; il y a alors deux mois de repos.

Vers le douzième ou treizième mois, on voit apparaître le troisième groupe, comprenant les deux incisives latérales inférieures et les quatre premières molaires. Ce groupe fait son évolution en un ou deux mois. Un temps d'arrêt plus long, quatre ou cinq mois, prépare la sortie des canines. Elles apparaissent vers le dix-huitième mois. On redoute généralement, et avec raison, l'apparition de ce groupe : les accidents sont dus probablement à ce que les racines de ces dents sont plus longues et à ce qu'elles sont déjà enclavées. Elles mettent un mois ou deux à sortir. A vingt mois, l'enfant a seize dents.

La sortie du cinquième groupe, les quatre dernières molaires, a lieu après un repos de quatre mois. Elle est exempte de danger, car à ce moment les mâchoires ont acquis un développement suffisant, et l'enfant est plus fort. La première dentition est terminée vers vingt-quatre ou vingt- six mois.

Sans être une maladie, la dentition est une époque critique ; elle demande une surveillance et des soins particuliers. L'étude anatomique de cette première portion du tube digestif nous montre que l'enfant, jusqu'à un certain âge, n'est pas organisé pour se nourrir d'aliments solides.

En étudiant l'estomac, nous remarquons qu'en raison du volume du foie, plus considérable relativement chez l'enfant, sa direction est beaucoup plus oblique que chez l'homme, et même, au lieu d'être à peu près transversale, elle est presque verticale. Du reste, elle varie un peu, suivant l'état de vacuité ou de réplétion. La grosse tubérosité chez le nouveau-né est à peine accusée ; elle ne se développe que vers 2 ou 3 ans. Sur un enfant de 26 mois, nous nous sommes assurés du volume de l'estomac : il put contenir 135 gr. d'eau; il mesurait dans son diamètre transversal 8 centimètres; dans son diamètre antéro-postérieur, 3 cent. 5; et dans son diamètre vertical, 5 centimètres (Hôpital des Enfants, décembre 1875). Les tuniques séreuses et conjonctives ne présentent rien de particulier. La couche musculaire est peu développée; on trouve difficilement la direction des fibres. La tunique muqueuse est grisâtre ou d'un rouge assez vif, suivant que l'organe est en repos ou fonctionne; elle est tapissée d'une seule couche d'épithélium; les lymphatiques et les capillaires sanguins sont nombreux. Les grandes cellules à pepsine sont situées près du pylore, les glandules muqueuses près du cardia. Ces dernières paraissent relativement plus développées chez l'enfant, tandis que les premières le sont moins.

La structure de l'intestin ne présente rien de particulier, si ce n'est la richesse plus grande des réseaux sanguins et lymphatiques. La muqueuse, grâce à cette circulation très-active, s'épaissit quelquefois outre mesure et présente pour ainsi dire un état congestif continuel. On retrouve les follicules clos, les glandes de Lœberkühn, de Brunner; les plaques de Peyer sont surtout très-apparentes.

De ces considérations anatomiques, qui sont loin d'être complètes, nous espérons pouvoir tirer quelques conclusions. D'ailleurs, l'étude physiologique du tube digestif va nous fournir quelques aperçus nouveaux.

La plupart des organes, qui ne fonctionnent pas dans la vie utérine, entrent en jeu à la naissance, et ceux qui agissent déjà cessent ou modifient leur action.

La digestion stomacale et intestinale apparaît à la naissance et rend indispensables des sécrétions et des excrétions inutiles jusqu'alors. Mais ces fonctions atteignent-elles subitement la perfection qu'elles auront dans la suite? Leurs instruments agissent-ils sans hésitation, avec une facilité égale à celle qu'ils montreront dans les périodes suivantes? Bichat le pensait, voyant en cela une différence essentielle entre les organes de la vie végétative qui n'auraient pas besoin d'être exercés pour agir parfaitement, et ceux de la vie animale auxquels un exercice prolongé est nécessaire pour fonctionner avec certitude. Prise dans un sens aussi absolu, l'opinion de Bichat n'est pas tout à fait admissible. L'observation et l'analyse nous montrent que plus l'enfant est jeune, moins ses organes sont achevés et moins ses fonctions sont parfaites. Certes, sa viabilité est déjà très-énergique; mais ses organes doivent, pour arriver à la perfection, subir certaines modifications anatomiques nécessaires.

« Les appareils de la vie végétative n'agissent pas dès la naissance avec une entière perfection » (1).

Nous espérons le démontrer en examinant les divers liquides qui concourent au travail de la digestion.

« A l'état normal, dit M. le professeur Parrot (2), la cavité buccale est peu humide chez le nouveau-né; elle ne le devient que vers l'âge de 2 mois, au moment où les glandes salivaires qui jusque-là avaient sommeillé se mettent à fonctionner, humectant la bouche, et parfois

(1) Alix. Ouvrage cité.
(2) Leçons sur l'athrepsie.

même la remplissant du produit de leur sécrétion qui s'épanche au dehors.»

Par suite de l'absence des arcades dentaires, la salive n'est pas retenue facilement dans la cavité buccale; elle s'écoule à l'extérieur lorsque, dans l'intervalle des repas, les mouvements de la succion et de la déglutition ne se chargent pas de l'entraîner avec le lait dans l'estomac.

La composition de la salive diffère notamment, chez l'enfant, de celle de l'adulte. Peu de travaux ont été entrepris jusqu'à ce jour sur la salive des enfants. On se l'explique facilement quand on a passé par les difficultés nombreuses et de toute nature que l'on rencontre pour en recueillir des quantités même minimes. Bidder et Schmidt ont pu, disent-ils, analyser la salive d'un enfant âgé de 4 mois; ils ont constaté qu'elle n'avait pas d'action sur l'empois d'amidon. M. Gubler, de son côté, a signalé que l'acidité de la salive prédispose les enfants au muguet. C'est là tout ce que l'on trouve dans les auteurs sur la composition de la salive des enfants. Nous nous sommes procuré de la salive mixte d'une vingtaine d'enfants âgés de 3 à 18 mois. Nous choisissons huit observations :

Obs. I. — Le 10 décembre, je recueille environ un centimètre cube de salive d'une enfant âgée de 3 mois, Blanche N .. Il y avait une heure qu'elle n'avait pris le sein. La salive est nettement acide, cependant l'enfant se porte bien et ne présente aucune trace de muguet. La mère lui donne depuis un mois environ une bouillie tous les matins. Je mélange cette salive avec une petite quantité d'une solution d'empois d'amidon, je porte à l'ébullition, je laisse refroidir et j'ajoute quelques gouttes de liqueur de Bareswill. Je chauffe de nouveau, je n'obtiens pas trace de réduction; immédiatement, j'opère sur une même quantité de ma salive que je rends légèrement acide et j'obtiens en opérant dans les mêmes conditions une réduction abondante. Ainsi une légère acidité n'empêche pas l'action de la diastase salivaire sur l'empois d'amidon.

Le 12 et le 13 décembre, je répète l'expérience avec les mêmes résultats.

Obs. II. — Le 14 décembre, je parviens à recueillir deux à trois centimètres cubes de salive d'un enfant d'une nourrice de l'hôpital des Cliniques.

Henri Boissonet est né le 6 juin et par conséquent est âgé de six mois et huit jours. Il ne fait pas encore de dents. La salive recueillie trois heures après la dernière tetée est franchement acide. L'enfant est gai et se porte bien. Avec l'amidon et la liqueur cupro-potassique, elle ne donne pas trace de réduction. Je renouvelle mes analyses le 15, le 23 décembre, avec les mêmes résultats, ainsi que le 10 et le 15 janvier 1877.

Obs. III. — Jules Sobeaut, enfant d'une des nourrices de l'hôpital des Cliniques, est né le 24 mai. Il nous donne de sa salive le 16 décembre, ainsi il a près de 7 mois. Il n'a pas encore de dents; sa salive recueillie une heure après le dernier repas est légèrement acide et traitée comme dans les expériences précédentes avec l'empois d'amidon et la liqueur de Bareswill, elle donne une très-légère réduction.

Le 21. L'enfant crie, ses gencives sont gonflées. La salive est toujours acide, elle donne une réduction d'oxide de cuivre plus franche, mais peu abondante. Avec le perchlorure de fer on n'obtient pas la coloration rouge.

Le 15 janvier. J. Sobeaut a deux dents. Un centimètre cube de salive traité comme précédemment donne une réduction des plus nettes; elle peut être évaluée au vingtième de celle obtenue avec une même quantité de salive d'adulte.

Obs. IV. — Le 15 décembre je recueille de la salive sur un autre enfant d'une des nourrices de l'hôpital. Eugénie Pitz est née le 6 septembre 1876. La salive est acide, mais renferme de petits grumeaux de lait caillé que l'enfant a rendu par régurgitation. Avec l'eau d'amidon et la liqueur cupro-potassique j'ai une légère réduction.

Le 18. Je prends de plus grandes précautions, j'obtiens environ deux grammes de salive acide, mais sans action sur l'amidon.

Le 15 janvier. L'enfant est un peu souffrante. La salive légèrement acide donne des traces de réductions.

Obs. V. — Le 18 décembre j'obtiens un peu de salive d'un enfant né le 21 mai. Ferdinand Russon est peu développé, il serait né avant terme, à 8 mois. On l'amenait dans le service de M. le professeur Broca pour lui faire couper le frein de la langue qui, au dire de la mère, l'empêchait de teter. La salive est nettement acide et ne transforme pas l'amidon en glycose.

Obs. VI. — Jeanne Duclot, fille d'une nourrice de l'hôpital, est née le 5 juin. C'est une enfant avancée pour son âge ; ses deux incisives médianes inférieures sont déjà sorties. J'analyse sa salive le 23 décembre. Elle est légèrement acide. Mélangée avec une solution d'empois d'amidon et chauffée avec la liqueur cupro-potassique, elle donne des traces de réduction.

Le 26 décembre. Je traite une nouvelle quantité de salive par le même procédé, et j'obtiens des résultats semblables. En comparant le pouvoir saccharifiant de cette salive à la mienne, il m'a paru être vingt fois moindre. Dans une nouvelle expérience, je me suis assuré que le résidu obtenu par évaporation était beaucoup moins abondant que celui laissé par la salive de l'adulte. Le poids des matières organiques est également moins considérable.

Obs. VII. — Le 30 décembre, j'analyse la salive d'Augustin Maréchal. Il est né le 12 janvier 1876. Il a sept dents, il est sevré depuis trois semaines. La mère est fière d'annoncer qu'il mange de tout. Son ventre est fort developpé, cependant pas encore d'autres indices de rachitisme. La salive est neutre. Traitée comme dans toutes nos expériences, elle donne une réduction franche de la liqueur de Bareswill. Cette réduction peut être évaluée au 1|10 de celle que donne la salive de l'adulte.

Obs. VIII. — Le 28 décembre on me remet environ deux centimêtres cubes de salive de Marthe N..., petite-fille de Mme la Surveillante. Marthe a 19 mois et 15 dents. Elle est très-forte et vient d'être sevrée. La salive nettement *alcaline* donne une réduction abondante d'oxyde de cuivre. Le pouvoir saccharifiant est presque égal à celui de la salive de l'adulte.

Dans les huit observations que nous venons de rapporter et dans douze autres que nous conservons, nous n'avons trouvé qu'une fois la salive alcaline. L'enfant avait 19 mois. Il est vrai que, dans la plupart de nos observations, nos enfants vivaient dans un milieu nosocomial. Cette acidité proviendrait-elle de quelques particules de lait restées dans la bouche et qui auraient subi la fermentation lactique? Peut-être. Cependant nous avons examiné la sécrétion buccale à des heures fort éloignées des repas et chez des enfants où la sécrétion salivaire était très-abondante : dans ces cas, la salive aurait dû entraîner les particules de lait restées dans la bouche, ou au moins neutraliser l'acidité produite par la fermentation. Nous serions plutôt tenté de regarder l'acidité de la salive comme une propriété du liquide sécrété, au moins jusqu'à un certain âge, par les glandes salivaires (1).

Les matières organiques existent en très-petites proportions dans la salive des enfants. Nous devons cette intéressante remarque à l'extrême obligeance de notre chef, M. le docteur Byasson, pharmacien en chef de l'hôpital des Cliniques.

Avec le perchlorure de fer la salive de l'enfant ne nous a jamais donné la coloration rouge que l'on attribue au sulfo-cyanure de potassium.

Ce qui distingue surtout et très-nettement la salive

(1) Nous avons placé le papier de tournesol dans la bouche d'un grand nombre de tout jeunes enfants. Quelquefois le liquide était neutre, le plus souvent légèrement acide, quelquefois très-nettement, jamais nous ne l'avons trouvé alcalin.

de l'enfant de celle de l'adulte c'est son manque d'action sur l'empois d'amidon. Nos observations établissent que jusqu'au sixième mois ou plus exactement jusqu'à ce que le travail de la dentition soit commencé, la salive de l'enfant n'a pas d'action sur l'amidon cuit. Au moment de la dentition et jusqu'à ce qu'elle soit achevée, la ptyaline est en petite proportion. Son pouvoir saccharifiant jusqu'à la fin de la première année peut être évalué au dixième de celui que l'on constate sur la salive de l'adulte.

Nous n'ignorons pas que la salive mixte de l'adulte n'est pas le seul liquide de l'économie qui ait la propriété de transformer l'amidon en glycose; volontiers même avec nos maîtres Cl. Bernard et Ch. Robin, nous convenons que le rôle chimique de la salive, chez l'homme comme chez le cheval et le chien est de peu d'importance, que son pouvoir saccharifiant résulte peut-être d'une altération de la ptyaline. Cependant, comme nous avons opéré dans des conditions absolument identiques, comme il résulte nettement pour nous que la salive de l'enfant n'a pas la même composition ni les mêmes propriétés que celle de l'adulte, nous croyons pouvoir en conclure que, si minime que soit le rôle de la salive dans la digestion, on ne saurait sans inconvénient donner à l'enfant des aliments féculents avant un certain âge.

Nous pensons à ce propos pouvoir rappeler un usage populaire qui trouve peut-être sa justification. Chaque fois que la nourrice donne de la bouillie à son nourrisson, Elle porte la cuiller à sa bouche, moins pour la goûter et s'assurer de la température (puisqu'elle le répète à chaque cuillerée) que pour ajouter un peu de salive qui facilitera la digestion de cette substance amylacée. Cet usage est répandu non-seulement dans nos campagnes nous l'avons constaté en Italie. L'expérience a montré aux mères que l'enfant digérait ainsi plus facilement les bouillies.

Chez l'enfant le suc gastrique est acide comme chez l'adulte ; mais il est moins riche en matières solides. Ainsi il renferme 994 parties d'eau pour 1000 et 6 seulement de sels d'acide et de pepsine. Nous avons vu que les glandes à pepsine sont relativement moins développées que chez l'adulte ; aussi jusqu'à un certain âge le suc gastrique de l'enfant à un pouvoir digestif assez faible. Un certain nombre de substances alimentaires traversent le tube digestif sans être attaquées.

La pepsine n'agit qu'en présence d'un acide ; Meisner a prouvé que le suc gastrique des jeunes animaux coagule d'abord la caséine, puis la redissout pour donner naissance à une caséine-peptone absorbable et assimilable, mais aussi à des flocons très-fins qui troublent la transparence du liquide. Ce précipité floconneux, qui a reçu le nom de dyspeptone, ne serait plus susceptible d'être digéré par le suc gastrique, il passerait dans l'intestin où le sucre pancréatique lui ferait éprouver de nouveaux changements et finalement le dissoudrait en lui faisant prendre une odeur de bouillon.

Dans le suc gastrique des jeunes chiens. l'albumine liquide de l'œuf prend une teinte blanchâtre opaline, provenant des débris du tissu aréolaire dans lequel elle est contenue, mais elle n'est pas coagulée, elle n'est absorbée qu'en partie car on la retrouve facilement dans les urines si l'on en a donné une certaine quantité.

La présence des. aliments dans l'estomac stimule la circulation des parois, la muqueuse prend une teinte plus rouge, la sécrétion des glandes est activée. L'augmentation du volume de l'estomac provoque un surcroît depression sur les autre viscères, il facilite l'écoulements de la bile, enfin il favorise les évacuations alvines et urinaires.

L'état général de l'organisme se trouve influencé, le besoin de repos se fait sentir, l'enfant s'endort et pendant son sommeil la digestion stomacale s'opère.

Mais si l'enfant a pris plus d'aliments qu'ilne convient il rejette le trop plein ; le cardia peu résistant livre facilement passage aux aliments liquides ; pour les solides la difficulté serait plus considérable et pourrait occasionner des désordres. Salbach de Berlin pense que la facilité de régurgitation chez l'enfant est due à ce que son estomac forme avec l'œsophage un coude peu prononcé et à ce que le cul de sac est peu développé. Nous croyons que l'on peut aussi invoquer la pression exercée par le diaphragme dans les mouvements inspiratoires ; car chez l'enfant le diaphragme joue dans la respiration un rôle encore plus important que chez l'adulte. L'estomac comprimé par le diaphragme en haut et par les intestins en bas laisse facilement remonter les aliments.

A la naissance le foie remplit plus du tiers de la cavité abdominale, il pèse environ 130 gr. Les deux lobes sont alors à peu près égaux. L'oblitération de la veine ombilicale lui enlève environ les deux tiers du sang qui y affluait et comme le lobe gauche est en grande partie alimenté par ce vaisseau, il en résulte qu'il se développe moins que l'autre. La teinte du foie devient plus claire, la sécrétion de la bile augmente, ainsi que le volume de la vésicule biliaire. Vers deux ans le foie pèse 250 gr.

La substance du foie est alors d'un rouge brun foncé et d'une consistance assez ferme. Le foie est l'organe par excellence chez l'enfant.

On a fait de nombreuses théories sur le rôle qu'il remplit dans la digestion. Les expériences modernes ont établi que la bile est nécessaire pour l'accomplissement régulier de la digestion et de l'absorption. Mais quelle est au juste sa fonction ?

Si l'on considère que la bile dissout bien les éléments cellulaires, qu'elle n'arrive dans l'intestin qu'au moment où l'absorption est à peu près terminée, alors que les épithéliums commencent à se flétrir et à se desquamer, on peut en conclure que sa principale fonction est de servir au renouvellement des cellules épithéliales et ainsi de favoriser l'absorption des matières grasses. Lorsque la bile est détournée de son cours, il faut donner double et triple ration à l'animal, la digestion proprement dite ne souffre pas, c'est l'absorption seule qui est insuffisante.

Les besoins sans cesse renaissants de l'enfant, ses digestions fréquentes, la nécessité d'une nutrition abondante et d'une assimilation complète nous expliquent le développement considérable du foie chez l'enfant.

Le pancréas est relativement assez volumineux dans le premier âge ; aucun travail n'a été publié jusqu'à ce jour sur le suc pancréatique. C'est un de nos desiderata. (1) Nous ne pouvons actuellement que supposersa compositions emblable à celle du suc pancréatique de l'adulte, alors ce suc liquéfierait les matières albuminoïdes et les transformerait en peptones comme le fait la pepsine acide; il convertirait les matières amylacées en dextrine puis en glycose comme le fait la salive ; il émulsionnerait les matières grasses et même les dédoublerait en acide gras et en glycérine, mais il n'aurait cette dernière propriété qu'en dehors de l'intestin, c'est-à-dire, lorsqu'il a subi une altération ; enfin ainsi que l'a démontré Cl. Bernard par son contact le sucre de lait qui est peu fermentescible acquerrait la propriété de se décomposer en acide carbonique et en acide lactique. Les fonctions de la rate ne sont nettement établies, ni chez l'adulte ni chez l'enfant; cependant Schiff a montré que les lésions de la rate affaiblissent les propriétés digestives du suc pancréatique mais par contre, rendent plus actives l'action et la sécrétion du suc gastrique.

Le suc intestinal est surtout fourni par les glandes de Lieberkühn. C'est un liquide limpide, un peu jaunâtre, alcalin, à propriétés peu prononcées, il n'agit pas sur les matières grasses ni sur l'amidon, mais transforme le sucre de canne en glycose ; il n'a pas d'action sur les matières albuminoïdes en général, il convertit seulement la fibrine du sang en peptone. Ce liquide est surtout destiné à délayer le contenu intestinal et ainsi à faciliter

(1) Cependant, Schiff (1872) a prouvé que le suc pancréatique des jeunes mammifères, (Chien, chat, lapin) ne saccharifie pas l'amidon.

l'absorption ; voilà pourquoi il est si abondant dans les premiers temps de la vie.

Comme complément de la digestion, disons quelques mots des principales excrétions.

Les enfants transpirent moins que les adultes, le résidu de leur nutrition passe plutôt par les urines. Les glandes sudoripares fonctionnent peu au début de la vie, par opposition on remarque une augmentation de sécrétion des follicules sébacés du cuir chevelu. On peut en déduire la nécessité de tenir propre la tête des enfants.

A la naissance, l'urine laisse déposer une matière solide d'un gris rosé ; elle est formée de phosphate de chaux, d'urate de soude et d'urosarcine, matière colorante analogue à l'hématosine. Les quantités d'urée sont notables ; la difficulté de recueillir pendant les premières années de la vie toutes les urines rendues en vinht-quatre heures, ne permet pas de donner des chiffres exacts (1).

Les considérations pratiques que nous pouvons déduire de l'étude anatomique et physiologique de l'appareil de la digestion chez l'enfant sont les suivantes :

« Le sevrage ne saurait se faire en consultant l'almanach ; ce n'est ni à neuf mois, ni à un an, ni à quinze mois, encore moins avant ces âges qu'il faut poser les limites de l'allaitement. « (2)

(1) En 1875-76, j'ai analysé un grand nombre d'urines d'enfants. J'étudiais la marche comparative de l'urée et de l'albumine dans la diphthérie. Toutes mes expériences ne concordent pas ; cependant généralement la quantité d'urée diminuait lorsque l'albumine apparaissait et augmentait. Ce que je tiens a noter ici, c'est que chez les enfants bien portants la quantité d'urée est jusqu'à trois ans de 2 gr. 30 p. 100, de trios à six ans 2 gr. p. 100.

(2) Trousseau. Cliniques de l'Hôtel-Dieu

Le développement de l'enfant étant progressif, le changement de nourriture doit l'être également et ainsi le sevrage doit être préparé de longue main.

Après l'évolution du premier groupe dentaire, qui correspond à la modification de la qualité de la salive, on pourra introduire avec précaution l'usage des féculents.

Les substances renfermant de la cellulose végétale ou du tissu conjonctif animal ne devront pas être données à l'enfant avant que l'évolution dentaire ne soit fort avancée.

On évitera de sevrer l'enfant pendant l'évolution d'un groupe dentaire. On choisira toujours le repos qui suit.

S'il fallait préciser une époque où l'on pourrait introduire l'usage des viandes blanches d'abord, puis des viandes noires, nous pensons que l'on devrait au moins attendre le repos qui suit la sortie des canines ; l'enfant aura alors 18 ou 20 mois. C'est vers cette époque que l'on pourra sans inconvénient le séparer de sa nourrice, c'est-à-dire le sevrer.

DU SEVRAGE PRÉMATURÉ ET DE SES INCONVÉNIENTS.

> Io so bene che milioni di bambini vengono nutriti colla pappa : ma so anchora che essa ha ucciso centinaia miglia di bambini. (Cesare MUSATI.)

On désigne sous le nom d'alimentation prématurée celle qui consiste à donner aux enfants des aliments, de quelque qualité qu'ils soient, mais disproportionnés à leur âge et à leurs facultés digestives.

Certains auteurs ont confondu l'alimentation prématurée avec l'allaitement artificiel et même avec l'allaitement mixte; de fait et malheureusement ces trois procédés d'alimentation sont souvent mis simultanément en pratique. Nous ferons une distinction, car nous pensons que l'usage prématuré de certaines substances est très-préjudiciable à la santé des nouveau-nés et que l'on ne saurait sans injustice mettre tous ses méfaits sur le compte de l'allaitement mixte.

Nous avons réuni dans un même chapitre l'étude de l'alimentation et du sevrage prématurés, les conséquences sont moins graves dans le premier cas, car l'enfant conserve en partie le régime qui lui convient et n'éprouve que quelques-uns des désordres qui sont la conséquence du sevrage prématuré; ces désordres sont de même nature, ils ne diffèrent que par le nombre et l'intensité.

Nous avons fixé l'époque où l'alimentation de l'enfant doit être modifiée, mais nos conseils ne peuvent souvent prévaloir contre des préjugés populaires trop répandus. Les nourrices et même certaines mères prétendent fortifier leurs enfants en leur donnant des soupes bien épaisses, en leur faisant manger de la viande et boire du vin ou même du cidre. Ces préjugés ne sont pas seulement répandus dans les campagnes, on les retrouve même dans les grandes villes. « Dans certaines crèches, dit M. Boudet, j'ai vu donner de la bouillie et de la soupe à des enfants d'un mois à peine, et là comme ailleurs on s'imaginait que ces aliments les fortifiaient, tandis que leur estomac préparé à recevoir le lait maternel ne sécrétait pas encore le suc nécessaire à la digestion des aliments féculents. »

Ces préjugés ne méritent-ils pas d'être vivement combattus? N'est-il pas nécessaire d'en démontrer l'absurdité, d'en mettre en évidence les résultats si souvent funestes pour la constitution et même la vie des enfants?

A côté de ces préjugés, il existe des causes de sevrage prématuré que nous ne pouvons combattre directement mais que nous devons signaler à l'attention de nos législateurs. Dans nos grands centres industriels, beaucoup de mères et surtout de filles-mères n'ont pour élever leurs enfants qu'un salaire à peine suffisant pour subvenir à leur nourriture. Elles ne doivent pas songer à allaiter leurs enfants; il faut les sevrer à quelques mois et les confier à des gardes pour aller à l'atelier. A Paris, il existe bien un certain nombre de crèches; M. Boudet nous a appris les soins que l'on y donnait aux enfants.

Nous voudrions les voir se multiplier, il en faudrait au moins une par quartier, la mère pourrait deux fois par jour venir donner le sein à son enfant.

Nous désirerions que l'on confiât la direction et la surveillance de ces établissements d'utilité publique à des personnes expérimentées, qui au besoin sauraient donner aux mères de bons conseils et même des secours pécuniaires. Nous sommes en retard sur les pays qui nous entourent, notamment sur la Belgique. En France, beaucoup de grandes villes industrielles n'ont aucun asile pour les jeunes enfants ; ainsi jusqu'à ces derniers jours il n'y avait pas une seule créche à St-Etienne, ville où il y a 100,000 ouvriers. La société protectrice de l'enfance vient de faire un appel à la charité privée ; cet appel a été entendu ; espérons qu'il trouvera un écho dans toutes les grandes villes. On arrachera ainsi à la mort un nombre considérable d'enfants qui plus tard deviendront des hommes.

Nous ne pouvons que signaler ces causes, mais il existe des circonstances où l'on doit, dans l'intérêt de la mère où de l'enfant, faire cesser l'allaitement maternel avant le temps fixé. Nous allons les passer en revue.

Nous tenons tout d'abord à rappeler que, quelles que soient les raisons qui nous feront séparer l'enfant de la mère, jamais nous ne donnerons d'aliments solides à l'enfant avant la sortie du premier groupe dentaire; jusqu'à cette époque nous changerons la nourrice, et, si par malheur les moyens de la famille ne le permettaient pas, nous aurons recours à l'allaitement artificiel. Lorsque l'enfant aura atteint 12 ou 14 mois, nous passerons à l'allaitement mixte et nous attendrons la sortie des canines pour opérer le sevrage complet.

Dans l'examen des affections qui peuvent indiquer la

cessation de l'allaitement, nous serons toujours plus sévères pour la mère que pour la nourrice, souvent nous n'hésiterons pas à demander le changement de la nourrice, lorsque dans les mêmes circonstances nous conseillerions à la mère de continuer à donner le sein.

Nous allons examiner les affections aiguës locales ou générales qui peuvent indiquer la nécessité de cesser l'allaitement, mais auparavant considérons certains états qui, sans être pathologiques, peuvent cependant amener des modifications dans la composition du lait de la mère.

Le retour des règles doit-il faire retirer le sein à l'enfant? Généralement non; car, d'une part, près de la moitié des nourrices voient réapparaître leurs époques, une seule fois, il est vrai; d'autre part, bien que le lait soit légèrement modifié dans sa composition, beaucoup de nourrissons n'en sont nullement incommodés. Quelques-uns cependant ont, au moment de la menstruation, de l'agitation, de la diarrhée; il en est même qui pâlissent, deviennent anémiques. Pour ceux-là, — et c'est l'expérience qui malheureusement peut seule nous guider, — il faut, sans hésiter, changer la nourrice si l'enfant a moins de 12 mois et s'il est plus âgé, ne pas craindre de le sevrer.

La grossesse modifie la composition du lait: qui tend à repasser par l'état de colostrum. Quand elle est bien constatée il est nécessaire de séparer l'enfant de la mère. On a cité, toutefois, des mères qui avaient pu allaiter jusqu'au moment de donner le jour à un nouvel enfant, mais ce sont des exceptions. Cette crainte, de voir la mère devenir enceinte avant la fin de l'allaitement avait fait dire à Galien : « A venere omnino abstinere jubeo, omnes qui pueros lactant. » Cet aphorisme est un peu trop absolu.

Parmi les affections locales qui s'opposent à l'allaitement, citons en première ligne, l'atrophie des glandes mammaires. Quelques mères ont des mamelles si peu développées que l'on rendrait un triste service à l'enfant, en ne lui donnant pas d'autre nourrice que sa mère.

Cette atrophie peut être attribuée à l'hérédité. La femme qui n'a pas nourri met au monde des filles qui seront moins aptes qu'elle-même à nourrir. Cependant M. le Dr Brochard a montré qu'une mère qui n'a pas allaité un premier enfant, peut nourrir les suivants. L'usage des corsets montants contribue également à empêcher le développement des mamelles.

Des seins très-développés ne seront pas toujours l'indice d'une sécrétion abondante. Ce volume peut tenir à la présence d'une grande quantité de tissu adipeux.

Par opposition, mais beaucoup plus rarement la richesse du lait est quelquefois un inconvénient, il suffit alors d'éloigner les heures des repas afin de laisser aux digestions le temps de se faire et de diminuer un peu la consistance du lait, par son séjour dans les mamelles.

S'il arrivait que le lait fût trop pauvre, quoique très-abondant, — et généralement on remarque alors un écoulement continuel ; la galactorrhée, — la nourrice maigrirait, tomberait dans le marasme et l'enfant dépérirait, il faudrait à tout prix séparer le nourrisson de sa mère.

Mme le Dr Brès a signalé l'hypéresthésie du mamelon comme pouvant être un empêchement à l'allaitement.

Parmi les autres obstacles, rappelons : la mauvaise conformation du mamelon, son imperforation, son excès de volume, sa brièveté, son absence même, toutes causes qui indiquent l'impossibilité pour la mère d'allaiter et la nécessité de prendre une nourrice. Au nombre des accidents que l'on rencontre surtout dans les premiers temps de l'allaitement il faut mentionner : les gerçures, les fissures. les engorgements, les abcès et les phlegmons du sein; alors les lobules glanduleux étant détruits, les conduits galactophores déchirés, les globules du pus se mêlent au lait et ce liquide devient infiniment préjudiciable à l'enfant, mais l'abcès guéri on pourra rendre le sein.

Les maladies générales ont une influence considérable sur la composition du lait et par suite sur la santé de l'enfant. On a même remarqué que les affections morales, les contrariétés profondes, les grands chagrins, les passions et les vices de la nourrice ne sont pas sans avoir un retentissement sur le nourrisson. S'il en est ainsi des affections morales, on voit quelle sera l'importance des désordres physiques. MM. Vernois et Becquerel ont démontré , en thèse générale, que dans les maladies aiguës d'une certaine intensité, le poids des parties solides du lait augmente et celui de l'eau diminue. Dans les diathèses et les affections chroniques il en est de même.

Dans tous les cas l'état général de la mère nous indiquera la conduite que nous aurons à tenir. Néanmoins nous éviterons toujours, dans l'intérêt de l'un et de l'autre de cesser trop brusquement l'allaitement.

Certaines maladies peuvent être la cause d'indications spéciales.

Dans la fièvre typhoïde, nous éloignerons toujours l'enfant, la durée de la maladie nous en fait une obligation. L'enfant n'est cependant pas exposé à la contracter, il est excessivement rare qu'il prenne la fièvre typhoïde avant deux ans.

Dans les affections thoraciques, pleurésie et pneumonie, etc., la mère pourra, la période aiguë passée, redonner le sein.

Si la mère, comme nous en avons vu dernièrement un exemple, a la rougeole, que ferons-nous? M. Archambault pense que l'on peut, sans trop de crainte, continuer l'allaitement, et si l'enfant est déjà contagionné, c'est une raison de plus pour ne pas le sevrer. Dans le cas que nous citons, la mère et les deux enfants, l'un de trois ans, l'autre au sein et de sept mois, eurent la rougeole, tout se passa normalement.

Quant à la scarlatine, elle est assez rare chez les nourrissons; cependant nous nous empresserions de les séparer de leurs nourrices si elles en étaient atteintes.

Pour la variole, si l'enfant n'est pas déjà vacciné, il faut se hâter de le faire et le retirer à la mère; s'il est vacciné il prendra peut-être une varioloïde. On pourra, sans grands inconvénients, le laisser à la nourrice. M. Archambault cite un exemple pris parmi les siens, il n'a pas retiré à sa nourrice, atteinte de variole, sa petite fille qui a eu une varioloïde très-légère. Quant à nous,

nous pensons que dans toute maladie contagieuse, si l'on a une nourrice mercenaire, il ne faut pas craindre, ne serait-ce que pour sauvegarder notre responsabilité, de demander son changement.

Dans les attaques de choléra, l'indication est bien nette. La sécrétion lactée est promptement tarie et de plus on a cité des exemples de contagion. M. Archambault, cependant, rapporte ce fait : « Dans l'épidémie de 1854, je fus appelé, dit-il, auprès d'une nourrice. Je la trouvai dans la période algide et cyanique, elle tenait au sein un nourrisson frais et rose, qui essayait, mais en vain, de têter, j'en fus effrayé. On retira l'enfant. La nourrice entra en convalescence vers 7me ou 8me jour; l'enfant lui fut rendu, la sécrétion lactée revint promptement et la nourrice fit un bon élève » (1).

Enfin, dans certaines maladies essentiellement contagieuses, telles que la diphthérie, les ophthalmies purulentes, la fièvre puerpérale et toutes les autres affections pyoémiques. on séparera toujours l'enfant de la nourrice.

Il nous reste à examiner l'influence des maladies constitutionnelles. Nous ne parlerons pas des maladies nerveuses : épilepsie, hystérisme grave, manie, etc., ces maladies ne sont pas transmissibles par le lait, mais les accidents auxquels les enfants pourraient être exposés doivent les faire retirer à leurs mères.

On ne connaît pas encore l'action directe sur les nourrissons des diathèses herpétiques, dartreuses, scro-

(1) Archambault. Leçons cliniques 1876.

fuleuses ; nous ne pensons pas que ces diathèses soient transmissibles, cependant volontiers nous serions portés à croire qu'elles ne sont pas sans influence sur la santé générale de l'enfant.

Il en est de même des affections cancéreuses et tuberculeuses ; dans cette dernière, le lait paraît plus riche en principes nutritifs. Dans ce cas la santé de la mère est surtout intéressée, nous ne lui conseillerons pas de nourrir son enfant. et même si la maladie est déjà dans une période avancée, nous le lui défendrons formellement (1).

Nous devons dire quelques mots d'une maladie constitutionnelle acquise, la syphilis. En principe, la mère syphilitique doit toujours nourrir son enfant ; mais si l'enfant tenait la syphilis du père et que la mère eût échappé à la contagion, que faudrait-il faire? Le cas est excessivement rare et même a été nié par certains auteurs, s'il se présentait, il faudrait surveiller la bouche de l'enfant et employer les bouts de sein. Par contre, ce qui est plus fréquent, si la mère avait été contaminée après la naissance, il serait prudent, bien que la syphilis ne soit pas transmissible par le lait, de surveiller attentivement les seins, et s'il y avait lieu, de séparer l'enfant.

(1) M. Cadet de Gassicourt défend à la mère de nourrir, si elle présente des signes manifestes de tuberculose. Il rappelle, à cette occasion, l'exemple d'une mère qui vit, au bout de trois mois, mourir son enfant qu'elle allaitait. L'année suivante elle eut un autre enfant qui, sur ses conseils, confié aux soins d'une nourrice et envoyé à la campagne devint nu bel enfant.

Telles sont les principales affections qui peuvent déterminer le médecin à faire devancer l'époque où l'on devra changer le mode d'alimentation. Ces cas sont relativement rares, il arrive plus souvent que le sevrage prématuré reconnaît pour causes, les préjugés populaires, l'ignorance, la cupidité ou la misère de la mère.

Voyons maintenant les principales conséquences de l'alimentation prématurée et du sevrage trop précoce.

Le lait, nous l'avons démontré, est le seul aliment convenable dans les premiers mois de la vie. Ce n'est pas sans danger que l'on introduirait, dans un estomac et dans des intestins incomplètement développés, des substances qui ne pourraient être digérées et assimilées ; les lésions ne porteraient pas seulement sur un organe, « car, dans les premiers temps de la vie, dit N. Guillot, l'enfant est un tout sans parties distinctes, tous les organes sont sous la dépendance les uns des autres, lorsque l'organisme est malade sous l'influence d'une mauvaise alimentation, toutes les parties du corps présentent, en peu de jours, sous des aspects divers et propres à chacune d'elles, les mêmes phénomènes de souffrances et de faiblesse. »

Aussi, les maladies des jeunes enfants diffèrent notamment de celles des adultes par la forme plus généralisée, par la réaction plus vive, par l'évolution plus rapide et par la terminaison souvent précipitée. Mais précisons davantage les désordres causés par l'alimentation prématurée. Comme résultats généraux rappelons, l'augmentation de la mortalité et la différence dans le développement physique des enfants. Dans quelques pays d'Europe on a dressé des statistiques. En Suède, ou le sevrage est tardif, la mortalité n'est que de 10 p. 100 tandis que dans d'autres contrées où il est précoce, la mortalité est de 30 p. 100.

En Angleterre, le Dr Routh a montré que le développement physique des enfants était représenté par les chiffres suivants :

	Belle croissance pour 100	Croissance moyenne pour 100	Mauvaise croissance pour 100
Enfants élevés au sein	62 7	23 3	14
— artificiellement	10	26	64

Comme conséquence directe de l'alimentation prématurée nous avons l'atrepsie et comme conséquence plus éloignée, le rachitisme.

On désigne par atrepsie cet état général, si bien décrit par M. le professeur Parrot (1), dans lequel l'organisme de l'enfant tombe dans un tel état de débilitation que la mort en est souvent la conséquence. Elle est principalement caractérisée par des troubles des voies digestives : muguet, vomissement, entéro-colite, diarrhée ; par des affections cutanées par cette flaccidité spéciale de la peau qui donne aux jeunes enfants un aspect vieillot.

Le muguet accompagne souvent l'entéro-colite, qui est la conséquence directe et immédiate d'une alimentation prématurée. Nous n'insisterons pas sur le muguet qui se montre à la fin des maladies aiguës, dans les

(1) Leçons faites à l'hôpital des Enfants-Assistés.

cachexies. Il indique simplement un état général mauvais.

Nous ne dirons qu'un mot des vomissements. Ils reconnaissent pour cause, soit l'ingestion d'une trop grande quantité d'aliments, soit leur mauvaise qualité qui les rend indigestes, quelquefois l'acidité trop grande de la salive et du suc gastrique. On rencontre surtout cette dernière cause dans la dyspepsie des nouveau-nés.

Cette affection ne se développe pas du jour au lendemain et comme la cause directe, le régime, échappe aux parents, ils le continuent; et la maladie finit par prendre un caractère chronique. Cette dyspepsie et les vomissements qui en résultent sont avantageusement combattus par l'usage modéré du bi-carbonate de soude ou bien par celui du s. nitrate de bismuth associé à la magnésie.

Nous arrivons à l'étude de la diarrhée produite par une alimentation prématurée; comme c'est l'accident le plus fréquent et qu'il n'est pas sans gravité, nous croyons devoir insister.

Souvent la diarrhée est attribuée à la première dentition; c'est vrai quelquefois : mais alors elle procède d'une façon plus lente dans ses débuts et dans sa marche, et elle disparaît aussitôt que la gencive est percée et que l'irritation de la membrane muqueuse a disparu. La diarrhée causée par une mauvaise alimentation, au contraire, se déclare brusquement. Elle est accompagnée de lientérie. Cette entéro-colite d'abord passagère devient chronique, s'accompagne de vomissements et réduit bientôt l'enfant au dernier degré de l'émaciation et du marasme. Elleest bien, en réalité, due à l'influence d'une alimentation disproportionnée avec les forces digestives de l'enfant, ce n'est pas une simple coïncidence, mais une relation de cause à effet. On a souvent pu saisir la cause directe et immédiate chez des enfants qui élevés sagement ont eu des dérangements à chaque écart de régime, et d'ailleurs les expériences faites sur les animaux le prouvent nettement.

Les statistiques, en nous montrant, que la moitié des décès chez les enfants, sont dus à la diarrhée nous en font voir toute la gravité.

West, dans son excellent traité des maladies des enfants, établit deux divisions : la diarrhée simple ou catarrhale, et la diarrhée inflammatoire ou dyssentérie ; ce classement est un peu arbitraire et ne marque, en quelque sorte, que les degrés d'une même affection.

Au point de vue anatomique la diarrhée des jeunes enfants est une entéro-colite qui, à l'autopsie, ne laisse pas toujours de lésions caractéristiques; sur 111 cas Rilliet et Barthez en ont trouvé 87 fois ; mais 24 fois ils n'ont constaté aucune lésion.

Pendant la vie, nous en rapportant à la longue expérience de notre illustre maître M. le professeur Depaul, l'aspect des gardes-robes suffit pour indiquer l'état du tube digestif, pour porter le pronostic et pour instituer le traitement. La diarrhée jaunâtre verdissant à l'air est moins grave que la diarrhée jaune verdâtre panachée de grumeaux ; enfin il faut surtout redouter la diarrhée séreuse abondante.

Le meilleur traitement consiste à supprimer les aliments indigestes, à rendre le sein à l'enfant, ou tout au moins le régime lacté. Si la diarrhée est accompagnée de vomissements et si elle persiste on donnera toutes les deux heures une cuillerée à café de la potion suivante.

♃ Bi-carbonate de soude	1	gramme.
S. N. Bismuth	2	—
Julep gommeux	100	—
		F. S. A.

Dans les cas de diarrhées rebelles, nous avons vu employer avec succès, dans le service de M. Archambault, la préparation suivante, fort usitée en Angleterre.

♃ Teinture de rhubarbe	7	grammes.
Sulfate de magnésie	4	—
Eau dist. d'anis	32	—
Sirop de gomme	10	—
		F. S. A.

Une cuillerée à café trois fois par jour pour un enfant d'un an.

On pourra encore recourir soit à la décoction blanche de Sydenham, soit aux lavements d'amidon, soit même à de petits vésicatoires placés à l'épigastre. D'ailleurs la nature de la diarrhée et l'état de l'enfant indiqueront le raitement.

Après l'entéro-colite nous devons parler de la constipation. C'est un accident beaucoup plus rare dans l'enfance qu'à toute autre époque de la vie. Cette disposition est d'autant moins commune que l'enfant est plus jeune.

Elle est assez fâcheuse et peut être la source d'accidents sérieux : les plus habituels sont les flatuosités, les coliques puis la diarrhée qui dégénère en véritable entérite, enfin chez les enfants prédisposés les convulsions.

On combat la constipation en rendant à l'enfant le régime lacté, en lui donnant quelques cuillerées à café de sirop de chicorée, enfin en ayant recours à l'usage des suppositoires de savon et des cataplasmes émollients.

Une des conséquences les moins discutées de l'alimentation prématurée, c'est le rachitisme. En effet, si avec Nélaton, on remarque que l'apparition du rachitisme coïncide avec l'époque où généralement on modifie le régime alimentaire de l'enfant, si l'on tient compte des expériences faites sur les animaux par des savants tels que Magendie, J. Guérin, Delabarre, Donné, Cazalis ; si enfin on se rapporte aux statistiques dressées par M. Deschamps (Hôpital Ste-Eugénie 1853-54) par M. Ducoudray (Hôpital des Enfants 1869), on doit reconnaître avec notre illustre et vénéré maître M. le professeur Broca, que le rachitisme n'est pas une maladie spéciale, mais seulement un effet dont la seule cause est l'usage prématuré de certaines substances (1). Natalis Guillot il est vrai a

(1) M. le Dr Thévenot, ancien interne des hôpitaux, affirme qu'au Chili le rachitisme et par suite les rétrécissements des bassins sont inconnus. Au Chili le sevrage n'a lieu que vers deux ans. C'est la seule cause que l'on puisse invoquer.

Le Dr Follot, médecin de l'hôpital d'Arnay-le-Duc et pendant de longues années médecin-inspecteur des Enfants-Assistés a bien voulu nous communiquer une note sur le nombre considérable et toujours croissant des rachitiques dans certains cantons du Morvan. Il attribue cette augmentation au sevrage prématuré. Les mères pour devenir nourrices et

bien cité quelques cas de rachitisme congénital, mais ce sont de rares exceptions. Ces cas ont même été contestés par des accoucheurs éminents entre autres par M. le professeur Depaul (Mémoire lu à l'Académie 1851).

L'alimentation prématurée doit donc seule être mise en cause, certains auteurs ont même voulu préciser. Guersant invoque l'usage prématuré des farineux ; Grisolle pense que la cause la plus ordinaire est une alimentation trop substantielle ; Valleix et J. Guérin attribuent le rachitisme à un régime exclusivement animalisé.

Nous pensons que le régime azoté exclusif a une influence prépondérante sur le développement du rachitisme ; car les expériences de J. Guérin et de Delabarre sur de jeunes chiens, nous ont montré qu'avec le régime animalisé, ils pouvaient faire des rachitiques à volonté.

Cependant, d'une façon générale, nous dirons que toute alimentation qui ne sera pas en rapport avec les forces digestives de l'enfant, produira le rachitisme. Toute substance qui ne sera pas digérée facilement fatiguera l'organisme et occasionnera des désordres. « Ce n'est pas ce que l'on mange qui nourrit, mais ce que l'on digère. » (1) Or nous avons démontré que, avant un certain âge, les féculents et plus tard les albuminoïdes n'étaient pas facilement digérés.

Nous ne voulons pas décrire le rachitisme, il nous suffit de rappeler que les conséquences de cette affection sont graves, non-seulement au point de vue individuel, mais

par appas du lucre, sèvrent leurs enfants à trois semaines ou deux mois au plus tard.

(1) Bouchardat. Annales d'hygiène.

au point de vue social, par suite des difformités et des vices d'organisation qu'elles produisent chez l'homme et chez la femme.

Nous préviendrons cette affection en conservant à l'enfant le régime lacté ; nous la combattrons en défendant absolument de laisser marcher l'enfant qui se noue, nous conseillerons avec M. le Dr Piorry l'emploi du phosphate de chaux ; si l'enfant est plus âgé, nous aurons recours au sirop d'iodure de fer et à l'huile de foie de morue.

Nous recommanderons le séjour sur les bords de la mer. A ce propos, citons un fait qui nous a paru étrange. Tous les auteurs conseillent contre le rachitisme et la scrofule les bains de mer et les stations maritimes. Venise, bâtie au milieu de l'Adriatique, semblerait réunir toutes les conditions voulues. Or, nous avons constaté pendant notre séjour dans cette ville (octobre 1876) que la section des enfants à l'Ospedale di San Giovani e Paolo, renfermait environ 50 p. 100 de rachitiques. Les scrofuleux sont également nombreux. Les affections des yeux (conjonctivites et granulations) sont très-fréquentes.

Quelles causes peut-on invoquer? Elles sont complexes: il est certain que le régime alimentaire dans toute la Vénitie est déplorable. La polenta (farine de maïs cuite à l'eau) fait la base de l'alimentation de la classe pauvre. Toutefois nous ne connaissons pas suffisamment l'hygiène sociale de ce pays pour oser nous prononcer.

Un certain nombre d'affections cutanées reconnaissent pour principale origine la perturbation fonctionnelle du tube digestif. « On voit apparaître chez les petits dyspeptiques des érythèmes, des herpès, des eczémas, des furoncles, des impetigos, du lichen du strophulus de l'urticaire. » (1) Nous avons observé dans le service de M. Archambaut deux enfants atteints de pemphigus, dû à une mauvaise alimentation.

« Les accidents cutanés seront combattus par des lavages quotidiens avec l'eau de feuilles de noyer, ou de l'eau tiède chargée d'une cuiller à bouche, par verre, du glycerolé suivant : Borax 4 gr., glycerolé neutre 40 gr., puis on saupoudrera les régions avec de la poudre de talc. (2)

Nous ne pouvons terminer cette étude sans parler des inconvénients de l'allaitement prolongé. Le sevrage tardif est sans contredit moins dangereux que le sevrage prématuré, et d'ailleurs, il est rare de voir en France, à notre époque, des mères continuer l'allaitement assez longtemps pour se fatiguer et pour nuire à la santé de l'enfant. L'exemple cité par Baffos, d'un enfant qui allaité jusqu'à trois ans, répondit à sa mère un jour qu'elle l'appelait pour lui donner le sein : « Ma foi, maman, je n'en veux plus » est une exception.

Cependant, il est certain qu'il arrive un moment où le lait de la mère n'est plus suffisant. L'enfant a des besoins plus grands, tandis que le lait de la mère diminue en quantité et devient moins riche en principes nutritifs.

L'allaitement prolongé semble favoriser le développe-

(1) Jules Simon. De la Dyspepsie des nouveau-nés 1876.
(2) Jules Simon. Loc. cit.

ment des constitutions lymphatiques et prédisposer aux maladies scrofuleuses et même tuberculeuses.

Un autre inconvénient moins grave, il est vrai, c'est que retardé, le sevrage devient difficile. La mère se sépare plus difficilement de son enfant et celui-ci à l'inverse de celui de Baffos, ne veut souvent plus quitter le sein de sa mère.

DES BONNES CONDITIONS DU SEVRAGE.

> Lorsqu'il s'agit du sevrage, tout a une importance immense ; un détail oublié, négligé, devient une cause de maladie, quelquefois même une cause de mort.
>
> (BROCHARD.)

La physiologie et l'anatomie nous ont indiqué l'époque où le régime alimentaire de l'enfant doit être modifié. L'expérience vient de montrer les inconvénients du sevrage prématuré. Il nous reste à exposer les règles que nous aurons à suivre pour faire passer sans danger le petit enfant de la première époque de la vie extra-utérine à la seconde. Ce n'est pas la partie la moins importante de notre travail, elle est essentiellement pratique. Malheureusement bien des données nous manquent pour les traiter aujourd'hui comme nous l'aurions désiré.

La question de l'alimentation est capitale, aussi nous ne craindrons point d'entrer dans des détails qui paraitraien minutieux s'ils n'avaient leur importance. On ne saurait quand il s'agit de la santé et de la vie de nos enfants apporter moins de soins que n'en montrent les éleveurs pour produire de beaux élèves.

Si nous avons combattu un peu vivement peut-être les théories de M. Magne, c'est que dans l'application de ses théories l'illustre académicien nous a paru avoir fait fausse route. Mais il est certain qu'en principe il y a beaucoup de progrès à réaliser pour arriver à des résultats aussi favorables que ceux de nos éleveurs.

Le sevrage, nous l'avons démontré, doit être préparé

de longue main. L'enfant sera peu à peu et progressivement habitué à la nourriture de la famille. Il faudra tenir compte et de la qualité des aliments, en un mot on devra surveiller chaque jour et pendant des mois tous les repas de l'enfant.

Ces propositions générales admises nous allons entrer dans des détails essentiellement pratiques.

Nous ne conseillerons jamais de donner du lait de vache à un enfant qui n'aura pas au moins trois mois. Ce lait beaucoup plus riche que celui de la femme en caséum est difficilement digéré avant cet âge. Avec MM. les Drs Joly et Coudereau nous préférerions, si nous n'avions le sein d'une nourrice, donner à l'enfant une boisson faite avec des blancs d'œufs délayés. Ce liquide se rapprocherait beaucoup plus pour les matières albuminoïdes et les matières grasses de la composition du lait de femme; il serait du reste facile d'y introduire les matières sucrées. Mais à partir du troisième mois le lait de vache sera parfaitement digéré par l'enfant. On pourra le couper comme l'indiquent certains auteurs, mais ce sera avec de l'eau simple et non avec de l'eau de gruau qui facilite la fermentation.

On a établi, par des pesées exactes, que la sécrétion du lait va en augmentant chez la femme jusqu'au sixième mois. Elle reste stationnaire jusqu'au dixième pour décroître à ce moment et alors le lait subit quelques changements dans sa composition. La proportion des matières organiques diminue, le lait de la mère pourrait certainement suffire à son enfant jusqu'au huitième mois, toutefois, par prudence, nous pensons qu'il est sage vers le cinquième ou le sixième mois de donner au nourrisson un peu de lait de vache pour l'habituer au biberon. Une maladie de la mère ou une cause accidentelle pourrait nous forcer à y recourir subitement, et le changement brusque aurait de graves inconvénients. M. le Dr Brochard a bien voulu nous communiquer quelques observations. Nous avons constaté qu'un certain nombre d'enfants habitués à prendre un biberon à partir du sixième mois ont pu être séparés sans inconvénient de leur mère vers le septième ou huitième mois ; d'autres, au contraire, qui jusqu'à huit et dix mois n'avaient eu que le sein de leur nourrice se sont trouvés fort incommodés de l'allaitement artificiel.

Vers le sixième mois ou mieux à l'époque de l'apparition du premier groupe dentaire, nous introduirons, mais avec beaucoup de précautions, des aliments solides dans le régime de nos enfants, nous préparerons ainsi le sevrage. Hippocrate l'a dit depuis bien longtemps: « les enfants qui prennent d'autres aliments pendant qu'ils têtent, se laissent sevrer plus facilement. »

Mais quel aliment choisirons-nous? Si nous nous en rapportions aux pompeuses réclames qui s'étalent partout, nous serions fort embarrassé. Cependant avec M. Boudet, « nous ne saurions trop prémunir les mères et les nourrices contre l'usage de ces compositions plus ou moins bizarres, désignées sous des noms spéciaux qu'on a la prétention de recommander pour remplacer le lait maternel. »

Ce qui est plus grave encore, c'est que souvent la plupart de ces spécialités ne renferment point les substances annoncées. M. Devilliers, dons son rapport à l'Académie de médecine (1874) s'exprime ainsi. « Les substances diastasées ont été fabriquées sans qu'on y ait trouvé trace de diastase; les fécules phosphatées ne contiennent que des os calcinés, grossièrement concassés; le sucre de lait n'existe pas dans les produits où il devrait se trouver; toutes les farines alimentaires ne se composent que de produits de mauvaise qualité dont la farine de pomme de terre forme la base. Tous ces mélanges fermentent avec la plus grande facilité et deviennent des aliments indigestes et mal sains. »

Nous n'excepterons peut-être que le lait suisse concentré de Cham, et la farine lactée de Nestlé : ce que l'on peut en dire de mieux, d'après le docteur Michalski, c'est que ces deux préparations ne contiennent aucun mélange nuisible. Mais si on a du bon lait à sa disposition, on peut composer un aliment aussi agréable et moins dispendieux.

Pendant de longs siècles, la farine de froment a été l'unique substance solide donnée aux enfants en bas âge, mais depuis que le philosophe de Genève a éloquemment déclamé contre cet aliment, il a encouru le blâme général. On a cherché à lui substituer une foule de produits qui, tous ne le valent pas. La farine de froment légèrement torréfiée absorbe facilement les acides de l'estomac et fournit une bouillie excellente, à condition toutefois qu'elle soit bien préparée. Une seule cuillerée à bouche de farine suffira d'abord pour un potage,

Certains auteurs recommandent les fécules torréfiées, car sous l'influence de la chaleur, la fécule passe à l'état de dextrine qui, dans l'estomac se transformera bientôt en glycose. Le point important c'est que cette bouillie soit bien cuite et à petit feu; qu'elle ne soit point trop épaisse, mais presque liquide; sa consistance sera telle qu'à la rigueur l'enfant pourrait la prendre au biberon.

La bouillie a été préconisée contre les coliques par quelques médecins; d'autres, au contraire, lui ont reproché de favoriser le développement des gaz et par suite d'occasionner des entérites : ces deux opinions sont exagérées, car la bouillie bien faite n'est qu'un aliment.

Mais comme tous les enfants n'ont pas les mêmes goûts et qu'ils ne digèrent pas aussi facilement les mêmes substances et que d'ailleurs, la variété des aliments est une des conditions d'un bon appétit, nous aurons recours pour préparer nos bouillies à l'emploi des diverses farines telles que, la farine d'orge, le sagou, le tapioca, la semoule, l'arrow-root, le racahout, la crême de riz, la fécule de pomme de terre et même la farine de maïs.

Le choix de chacune de ces diverses substances nous sera indiqué par les préférences de l'enfant et les résultats obtenus. L'état du tube digestif nous guidera également pour l'usage de telle ou telle fécule : ainsi, si l'enfant a de la tendance au dévoiement, la farine de riz nous servira pour la préparation de sa bouillie; dans le cas contraire, nous emploierons la fécule de pommes de terre. L'arrow-root conviendra parfaitement aux enfants délicats; la semoule, le tapioca, le sagou aux enfants plus robustes.

A côté de ces bouillies d'une exécution facile, nous devons mentionner certaines préparations qui peuvent rendre quelques services. Ainsi les Anglais emploient avec avantage une dissolution de pain dans l'eau : on le fait macérer pendant deux heures, puis digérer à petit feu jusqu'à ce qu'il ait complétement disparu ; on a ainsi un aliment liquide qui renferme du gluten, matière azotée et des sels en quantité notable. En Allemagne, Liebig a composé un aliment dont la préparation est trop complexe pour entrer dans l'usage journalier. Ainsi il fait prendre chaque jour 100 à 150 grammes du mélange suivant.

Œufs, blancs et jaunes	650	grammes.
Sucre de lait	148	—
Dextrine	100	—
Sucre de canne	100	—
Phosphate de chaux	1	—
Chlorure de sodium	1	—

M. Bouchardat a donné la formule d'un lait artificiel où il fait entrer de la farine de froment, de l'orge germée, un peu de bicarbonate de potasse et du lait écrêmé. Ce mélange nous paraît bien préférable à celui de Liebig et d'ailleurs, il a fait ses preuves en Amérique, où il se vend dans le commerce sous le nom de *soupe pour les nourrissons*.

Quelle que soit la préparation que l'on choisisse, et l'on pourra d'ailleurs avec avantage les employer alternativement, ce ne sera que vers six mois que l'on en commencera l'usage. Alors on n'en donnera à l'enfant qu'une fois par jour et de preférence vers le milieu de la journée; cinq ou six cuillerées suffiront, c'est-à-dire environ cent grammes.

A huit mois, l'enfant pourra prendre deux potages l'un à l'eau, l'autre au lait. En ajoutant un peu de chocolat à l'une des fécules on aura le racahout. Dans son cours d'hygiène (1876), M. Bouchardat a insisté sur la composition du cacao et il a montré qu'elle était la même que celle du lait, moins l'eau. A cet âge, il ne faut pas encore donner de potage au gras. Nos deux potages devront être donnés à des heures fixes, car on ne saurait trop tôt habituer l'enfant à manger régulièrement.

Vers douze mois, l'enfant mangera trois soupes. deux au maigre, une au gras ; cette dernière devra être bien dégraissée ou mieux encore faite avec de la viande de veau ou de la chair de poulet (1). C'est à cette époque que la famille est heureuse de faire asseoir l'enfant à sa table et de lui faire partager le repas commun; tendance à laquelle il faut résister. On interdira surtout la viande et le vin : car si la viande est indigeste et produit des désordres généraux dans l'économie, le vin, lui aussi, surexcite l'organisme, entretient l'estomac dans un état continuel d'acescence. A cet âge l'enfant commence à jouer et à reconnaître les personnes qui l'approchent. Les parents et surtout les grands parents cherchent à gagner les faveurs du bébé en lui prodiguant des gâteaux et des sucreries. « On ne saurait trop défendre l'usage des gâteaux à la farine et au beurre, qui, n'ayant pas subis

(1) Les anglais emploient avec avantage une préparation désignée sous le nom de Thé de bœuf. On l'obtient en jetant dans 100 gr. d'eau bouillante 200 gr. de viande de bœuf coupée en petits morceaux. On passe à travers un linge, on a une infusion qui est mieux supportée que les bouillons.

comme le pain une fermentation nécessaire à la digestion, troublent les fonctions de l'intestin et à la longue nuisent à la santé. Ce sont des aliments lourds, indigestes, qui empêchent les enfants de se développer et produisent à la longue des accidents intestinaux qui peuvent occasionner la mort. » (1)

Les sucreries ne sont pas sans inconvénient. Nous ne parlerons pas des couleurs employées pour donner aux bonbons un aspect agréable, mais qui ne sont pas sans action sur le tube digestif; nous ferons simplement remarquer que les saccharoses empruntent à l'estomac son acide pour se transformer en sucre interverti. Or, la pepsine privée de son acide ne peut plus dissoudre les aliments destinés à être digérés. S'il fallait cependant faire une concession, ce serait en faveur des bonbons au chocolat; on en usera néanmoins avec prudence, car, pris à toute heure, ces bonbons font perdre l'appétit aux enfants et nuisent à la régularité des repas.

Vers un an, on habituera l'enfant à ne plus rien prendre la nuit. On le préparera à cette première partie du sevrage dès 7 ou 8 mois, en ne lui donnant plus qu'une fois le sein. Il serait même préférable, si l'on pouvait se procurer du lait de vache trait le soir, de choisir la nuit pour lui donner le biberon; on permettrait ainsi à la nourrice de se reposer. A douze mois, l'enfant ne doit plus faire qu'un somme, et le repas pris le soir doit lui suffire pour attendre le matin. On le déshabituera du sein ou du biberon en lui donnant la première nuit un peu d'eau

(1) Bouchut. Hygiène de la première enfance, p. 253.

sucrée; l'enfant criera, la mère restera insensible à ses cris; la nuit suivante, on lui offrira de l'eau, mais sans sucre; le bébé ne la trouvera pas à son goût et manifestera son mécontentement par de nouveaux cris; il finira bientôt par s'endormir. Après deux ou trois nuits, il ne réclamera plus son repas.

A partir de cette époque, on augmentera progressivement la quantité des aliments; on éloignera les heures des tétées, et l'on régularisera celles des repas. De temps à autre, on remplacera un des potages par un œuf légèrement cuit ou par une panade dans laquelle on délayera un ou deux jaunes d'œuf. Chaque jour, on variera un peu l'alimentation; on permettra quelquefois à l'enfant de sucer un os de poulet ou de côtelette, et ainsi graduellement on atteindra le moment décisif du sevrage.

Nous avons établi que l'époque la plus convenable pour sevrer l'enfant est celle qui suit l'évolution d'un groupe dentaire, et de préférence celle qui succède à la sortie des canines. Mais de même qu'il y a des considérations sociales ou médicales qui nous engagent quelquefois à devancer cette époque, en est-il qui puissent nous engager à la reculer? La saison, par exemple, devra-t-elle être prise en considération? Sur ce point, les auteurs ne sont pas d'accord

Cazeaux conseille de sevrer pendant l'été, afin de pouvoir donner aux enfants la distraction du dehors. Trousseau préfère l'hiver, afin d'éviter le « summer disease » des Anglais. Michel Lévy n'attache aucune importance à la saison. Le docteur Brochard insiste beaucoup pour que le sevrage ait lieu de préférence au printemps ou en automne. Ainsi, on risque moins de voir se développer ces diarrhées si redoutables en été, et en hiver on conserve à l'enfant le lait qui est sa meilleure tisane s'il survient une maladie de poitrine si fréquente dans cette saison. Si le sevrage a été bien ménagé, le choix de la saison a moins d'importance; cependant nous éviterons de choisir les grandes chaleurs pour séparer l'enfant de sa mère.

A ce propos, nous croyons pouvoir rappeler que, dans les pays chauds, l'habitude est de sevrer à un âge un peu plus avancé que dans les pays froids. Ceci tient à ce que le lait d'animaux est généralement plus rare et à ce que l'expérience a montré les dangers de l'alimentation prématurée sous les latitudes méridionales. On a pu même établir des divisions isothermiques. Ainsi, en France, on a prouvé qu'au-dessous du 45° degré de latitude jusqu'au 43e, c'est à-dire dans la région située entre les Pyrénées et la Méditerranée, et une ligne fictive passant par Bordeaux, Valence, Le Puy, Grenoble, on a prouvé, que le sevrage prématuré est plus dangereux pour la vie des enfants que dans la partie de la France située entre le 45e et le 48e degré de latitude.

Lorsque le moment sera arrivé de retirer complètement le sein à l'enfant, on le préparera pendant une quinzaine de jours, en diminuant le nombre des tétées et en augmentant celui des repas. Sur la fin des quinze jours, l'enfant ne prendra plus que deux fois le sein, le matin et le soir. Enfin on le séparera complètement de sa mère.

Dans quelques villes, il est d'usage de remettre l'enfant entre les mains de sevreuses ou de les envoyer chez des parents éloignés. C'est inutilement faire courir un danger à l'enfant. Le voyage suffit quelquefois pour déterminer des dérangements intestinaux; il arrive également que l'enfant, séparé des personnes qu'il a l'habitude de voir, ne veut plus prendre de nourriture. Enfin c'est causer à la mère une séparation pénible. On pourra, du reste, faire oublier le sein à l'enfant en enduisant le mamelon d'un peu d'extrait de quinquina ou de gentiane.

A partir de ce moment, le régime du baby, d'abord très-léger, se rapprochera peu à peu du régime habituel de la famille; toutefois, pendant des mois encore, on bannira certaines substances. Ainsi on se gardera de lui donner de la charcuterie, des viandes fumées, des mets épicés, des gibiers faisandés, certains légumes; on évitera également les liqueurs et le vin pur.

Depuis quelques années, l'emploi de la viande crue s'est généralisé dans la thérapeutique infantile. Elle est digérée et assimilée facilement, elle réussit bien dans certaines diarrhées chroniques. Si elle peut rendre des services dans certains cas pathologiques, je ne pense pas qu'on doive la prescrire aux enfants bien portants, car la viande crue présente au moins un inconvénient, celui de donner des vers intestinaux. Ainsi, pendant mon séjour à l'hôpital des enfants, j'ai observé dix cas de tænias. Autrefois on les rencontrait plus rarement chez les jeunes malades.

Il faut enfin tenir grand compte de ce précepte d'Hippocrate : « que les enfants qui mangent toujours sont rarement des enfants bien portants. » Aussi devra-t-on régulariser l'heure des repas; l'appétit sera meilleur, les digestions plus faciles. L'enfant fera au moins quatre repas; le matin, à son lever, on lui donnera une soupe au lait ou une panade ; vers onze heures, il mangera un potage, un peu de viande grillée, quelques légumes frais; vers trois heures, il fera le goûter avec du pain et quelques gelées de fruit ; le soir, vers six heures, il prendra une soupe et un peu de viande rôtie.

Maintenant que l'enfant est sevré, nous ne devons pas oublier la nourrice. Si le sein a été retiré méthodiquement, la sécrétion lactée aura suivi la marche inverse et sera près de tarir. Mais si elle persistait, il serait bon de recommander à la mère un régime un peu moins substantiel. On emploie journellement des tisanes antilaiteuses qui ont une réputation qu'il ne faut pas songer à détrôner. Elle n'ont pas d'action mauvaise, nous ne voyons aucun inconvénient à ce que la nourrice qui cesse d'allaiter prenne de la tisane de pervenche ou de canne de Provence. On peut même faire ajouter 2 à 4 grammes d'acétate de potasse. Il serait préférable de donner un léger purgatif salin, soit l'eau de Pullna, soit la limonade au citrate de magnésie.

Pour faire cesser la sécrétion lactée, on a préconisé l'emploi du camphre ; un gramme en dix pilules. On a même conseillé comme topique la pommade camphrée, et tout dernièrement l'huile de chènevis. Cette huile récente et préparée à froid ferait rapidement tarir la sécrétion de la mamelle. On l'emploie en embrocations, toutes les deux heures et on couvre les seins avec de la ouate.

Il nous reste maintenant à donner quelques notions d'hygiène de la première enfance.

Pendant les premiers jours de la vie, l'enfant fera plusieurs sommes dans la journée ; à partir du douzième mois il n'en fera plus qu'un, et à 18 ou 20 mois, c'est-à-dire au moment du sevrage, il doit cesser de dormir le jour. La nuit sera meilleure et le sommeil plus calme et plus réparateur. Les nourrices laissent souvent leurs enfants s'endormir sur leurs genoux ; il est préférable de les mettre toujours dans leur lit. On a critiqué le mouvement imprimé au berceau pour leur procurer le sommeil, il n'est pas aussi dangereux que l'ont dit certains auteurs ; son plus grand inconvénient est de faire contracter à l'enfant une habitude qu'il sera difficile de détruire plus tard. Il faut coucher les enfants de bonne heure. Ils se découvrent facilement la nuit, il serait avantageux de les mettre dans un sac de petite laine, qui tout en laissant libres leurs mouvements s'opposerait au refroidissement.

Quant au berceau, on le choisira en fer. La couche sera composée de trois petits matelas de varech ou de fougère, qui seront juxtaposés horizontalement, ainsi celui du milieu seul se salira. On bannira les toiles cirées et les taffetas qui, empêchant l'urine de s'écouler, font macérer l'enfant dans un liquide irritant. Une lame de feutre placée sous les draps est bien préférable. Dans les familles aisées, on pourra, en été, se servir du cadre hamac de Hendriette : c'est une toile tendue et inclinée légèrement sur laquelle on pose l'enfant. L'oreiller sera en balle d'avoine, placé de façon à empêcher les congestions hypostatiques.

Les exercices au grand air et les promenades sont d'absolue nécessité dans la première enfance: « de toutes les fleurs, a dit un écrivain, la fleur humaine est celle qui, à sa naissance a le plus besoin de soleil. » La promenade en plein air favorise le développement des enfants, leur donne du teint; elle est particulièrement utile aux constitutions débiles et lymphatiques.

Il nous faut insister sur les soins de propreté. Chaque matin on fera la toilette complète du baby. De grands lavages faits dans une baignoire seront préférables aux bains journaliers, il suffira de donner deux bains par semaine. On n'y laissera l'enfant que cinq ou dix minutes, car répétés trop souvent et trop prolongés ils l'affaibliraient. Quant à la température de l'eau en hiver elle ne devra pas descendre au-dessous de 30° et de 20° en été.

C'est une erreur répandue dans le monde qu'il ne faut pas nettoyer la tête des enfants. Ce préjugé se retrouve dans toutes les classes de la société ; on ne saurait trop le combattre. La tête demande autant et même peut-être plus de soins que le reste du corps. Souvent sous ces croûtes épaisses que l'on a laissé accumuler, le cuir chevelu s'ulcère ; il s'établit une suppuration qui n'est pas sans danger pour l'enfant. On lavera la tête avec de l'eau simple tiède ou mieux avec de l'eau de son. Quelquefois il sera bon d'enduire ces croûtes d'un corps gras pour faciliter leur chute. Quand elles seront tombées, il suffira de laver la tête tous les matins en même temps que le reste du corps.

Les vêtements, dans le premier âge, doivent varier avec les saisons. En dépit des préceptes de Rousseau, il faut vêtir les enfants, on ne doit pas, sous le prétexte de les accoutumer aux intempéries des saisons, les exposer aux affections pulmonaires. En Angleterre, on fait voir avec orgueil les enfants qui ont résisté, mais on ne compte pas ceux qui ont succombé. Du reste la nature ne nous montre-t-elle pas que chez les animaux la fourrure se garnit en hiver? Les vêtements ne sont pour l'homme qu'un tégument surajouté.

Quant à la forme, elle variera suivant les pays et les usages. Il suffira que l'habillement laisse à l'enfant la liberté de ses membres et de ses mouvements, il faut veiller avec soin à ce que la circulation et la respiration ne soient pas gênées.

La couleur des vêtements a une certaine importance ; le blanc ayant le moindre pouvoir absorbant et émissif serait préférable en été et en hiver. En été, il absorbe plus difficilement la chaleur, et en hiver il la conserve mieux.

Il n'entre pas dans notre sujet de traiter de l'éducation morale de l'enfance ; cependant nous pensons que l'on ne saurait trop tôt songer à l'homme futur. La mère doit commencer cette éducation dès les premières années; c'est elle qui doit être notre premier précepteur « Educat nutrix. »

A peine l'enfant commencera-t-il à comprendre, la mère l'habituera à l'obéissance ; car en laissant faire aux enfants tout ce qu'ils veulent et en trouvant charmant tout ce qu'ils font, on leur prépare une enfance insupportable.

Il faut les réprimer avec douceur, éviter d'employer les stratagèmes pour s'en faire obéir. Ce n'est point par la peur et la violence qu'on leur inculquera l'amour du vrai.

On ne doit jamais mentir aux enfants si l'on ne veut se voir appliquer cette pensée : « Vous semez du mensonge et vous criez anathème, quand il pousse des menteurs. » (1)

(1) Mme Emile de Girardin (Delphine Gay).

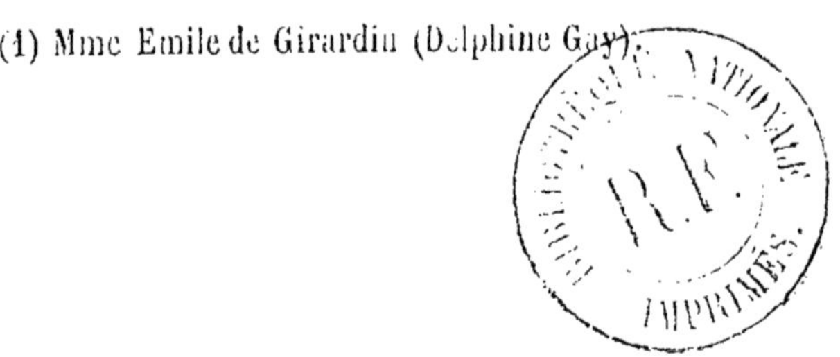

A. Parent, imprimeur de la Faculté de Médecine, rue M.-le-Prince, 31.

169

BIBLIOTHEQUE NATIONALE DE FRANCE
3 7531 03988226 2

www.ingramcontent.com/pod-product-compliance
Ingram Content Group UK Ltd.
Pitfield, Milton Keynes, MK11 3LW, UK
UKHW020206200726
13856UKWH00003B/1224